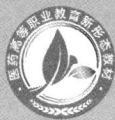

医药高等职业教育新形态教材

U0741428

基础护理技术实训指导

（供护理、助产等专业用）

主　编　汤　艳　朱　蓓　吴　倩
副主编　崔佳佳　姚启萍　栾海丽　周君珺
编　者　（以姓氏笔画为序）

于靓靓（盐城市第一人民医院）　　王　玮（江苏医药职业学院）

吕　颖（江苏医药职业学院）　　吕忠美（海安市人民医院）

朱　丹（江苏医药职业学院）　　朱　蓓（江苏医药职业学院）

朱素文（盐城市第一人民医院）　　汤　艳（江苏医药职业学院）

许梦培（海安市人民医院）　　李红叶（盐城市第三人民医院）

李红林（江苏医药职业学院）　　吴　倩（江苏医药职业学院）

陈秋蕾（江苏医药职业学院）　　周君珺（盐城市第一人民医院）

赵　跃（江苏医药职业学院）　　赵　静（江苏医药职业学院）

姚启萍（江苏医药职业学院）　　秦　丽（江苏医药职业学院）

贾斯晗（江苏医药职业学院）　　徐志平（江苏医药职业学院）

栾海丽（江苏医药职业学院）　　唐　楠（江苏医药职业学院）

崔佳佳（江苏医药职业学院）　　谭祥娥（江苏医药职业学院）

薛艳秋（盐城市第三人民医院）

中国健康传媒集团
中国医药科技出版社

内 容 提 要

本教材是依据高等职业教育护理专业课程改革要求编写而成，旨在全面满足护理专业学生的学习需求，紧密结合实际临床护理，增强其实用性与亲和力，帮助护生在理论与实践能力全面发展。全书采用案例教学法，通过典型案例引导，激发学生学习兴趣，增强其对护理技术的理解与掌握，并在理论与实践间建立有效联系。在技能操作部分，教材坚持"以人为本、以护理程序为框架"的编写理念，确保学生在操作时能以患者为中心，同时掌握系统化的护理程序。每项技能操作均提供具体步骤和细节指导，帮助学生在练习中有明确的依据。为让学生了解护理领域的最新动态，书中还设置了"知识窗"板块，展示当前临床护理的最新研究成果和技术发展，鼓励学生保持创新思维和对护理工作的热情。本教材为书网融合教材，即纸质教材有机融合电子教材、教学配套资源（操作视频、思维导图等），使教学资源更加多样化、立体化。

本教材主要供高等职业院校护理、助产等专业师生教学使用，也可供医学美容技术、临床医学等专业参考使用。

图书在版编目（CIP）数据

基础护理技术实训指导/汤艳，朱蓓，吴倩主编.

北京：中国医药科技出版社，2024.11.--（医药高等职业教育新形态教材）.--ISBN 978-7-5214-4941-9

I.R47

中国国家版本馆CIP数据核字第2024UT9260号

美术编辑	陈君杞
版式设计	友全图文

出版　**中国健康传媒集团**｜中国医药科技出版社

地址　北京市海淀区文慧园北路甲22号

邮编　100082

电话　发行：010-62227427　邮购：010-62236938

网址　www.cmstp.com

规格　787×1092mm $\frac{1}{16}$

印张　12 $\frac{1}{2}$

字数　284千字

版次　2024年11月第1版

印次　2024年11月第1次印刷

印刷　北京金康利印刷有限公司

经销　全国各地新华书店

书号　ISBN 978-7-5214-4941-9

定价　**48.00元**

获取新书信息、投稿、为图书纠错，请扫码联系我们。

医药高等职业教育新形态教材

建设指导委员会

医药高等职业教育新形态教材

评审委员会

前　言

为顺应护理技术的发展需求、提升护理人才培养质量，我们精心编写了《基础护理技术实训指导》。全书内容广泛，涵盖了院感防护、生活照护、病情观察、营养排泄、给药护理、呼吸促进等核心护理技术，并通过综合实训项目帮助学生系统掌握并应用相关技能。

本教材秉持"以学生为中心"的理念，依据护理人才培养目标，重新构建护理学基础实训课程大纲。以现有的理论教材为基础，结合临床护理工作流程，创设临床情境、设计工作任务、优化教学内容。鉴于学生自主学习能力较弱、偏爱信息化资源的特点，教材特别增加了操作视频和操作流程思维导图。此外，在课程思政融入方面，将岗位任务中所需的人文关怀、护患沟通和急救意识等思政要素融入考核标准，力求打造具有职业教育特色、与岗位实际紧密结合、便于学生实训课使用的辅助教材。

在编写过程中，我们采用"情境＋项目＋任务"的模式进行组织，每个情境模拟了临床护理中的常见实际场景，每个实训任务提供了详细的操作步骤和注意事项，确保学生在自学或实训过程中获得明确的指导，从而在理论学习和实践操作中达成预期的教学效果。为确保学生在学业阶段奠定坚实的专业基础，我们广泛参考了国内外先进的护理教育理念和教学方法，并邀请了临床经验丰富的护理专家参与审核，力求教材内容科学、规范且具有前瞻性。此外，教材中设置了"知识窗"栏目，介绍当前临床护理领域的最新研究成果和技术进展，以拓宽学生的知识面，并激发其学习兴趣和创新精神。

本教材不仅在内容上遵循了由浅入深、由单项操作到综合能力训练的教学规律，还在形式上实现了理论知识与操作技能的有机结合，力求达到最佳的教学效果。在编写本书的过程中，我们特别注重体现护理岗位综合能力的提升，旨在通过科学合理的操作流程和案例分析，增强学生在临床护理中的综合素质和应变能力。

由于编者的知识和能力有限，书中难免存在不足和疏漏，我们诚挚地希望广大读者在使用过程中提出宝贵意见和建议，以便在未来的修订中不断完善教材内容，更好地服务于护理教育和临床实践。最后，我们向所有参与本书编写和审核的专家、教师，以及所有给予我们支持和帮助的临床护理工作者表示衷心的感谢！

编　者

2024 年 9 月

目　录

情境一　院感防护技术

【概述】

医院是患者集中的场所，各种病原微生物可能存在于空气、医疗设备及患者接触过的物品上，从而为疾病的传播提供了外部条件；患者由于疾病缠身、机体受损、大量新型抗生素或免疫抑制剂的使用，致使机体的免疫功能低下，极易成为病原体的宿主。近年来，科技革命促使新的医疗仪器和技术不断开发应用，使得医院感染的发生率呈上升趋势。医院感染增加了患者的痛苦，延缓了患者康复的进程，给家庭增加了经济损失，还给国家的卫生资源造成极大的浪费。WHO提出有效控制医院感染关键措施是清洁、消毒、灭菌、无菌技术、隔离、合理使用抗生素等，这些措施的主要实施者是护士。因此，护士必须学习掌握控制医院感染的知识和技术，以避免或减少医院感染的发生。

一、无菌技术

患者手术和治疗所用的物品、器械经过消毒灭菌，需要妥善保管，在一定的时间内保持其无菌状态；同时医护人员在医疗护理操作中使用无菌物品和器械，要避免污染，严格执行无菌技术，才能有效地预防和控制医院内感染的发生。

1.无菌技术的概念

（1）无菌技术　是指在执行医疗护理操作过程中，防止一切微生物侵入机体和保持无菌物品及无菌区域不被污染的操作和管理办法。

（2）无菌物品　是经过灭菌法处理后未被污染的、在有效期之内的物品。

（3）无菌区域　是经过灭菌法处理后未被污染的、在有效期之内的区域。

2.无菌技术操作原则

（1）环境要求　无菌操作环境应清洁、宽敞，操作前30分钟须停止扫地、铺床等，减少人群走动，以避免室内空气中的尘埃飞扬。

（2）工作人员要求　无菌操作前，工作人员的着装要符合要求。洗手并修剪指甲，戴好帽子和口罩，必要时穿无菌衣、戴无菌手套；无菌操作时应明确无菌区和非无菌区；避免面对无菌区谈笑、咳嗽、打喷嚏；操作中手臂应保持在腰部或治疗台面以上。

（3）物品管理要求　无菌物品和非无菌物品应分别放置；无菌物品必须存放于无菌包或无菌容器内，无菌包外注明物品名称、灭菌日期，并按有效期先后顺序摆放；无菌物品一经使用或过期或潮湿应重新进行灭菌处理。

（4）取用无菌物品要求　操作者身距无菌区一定距离；取无菌物品时须用无菌持物钳（镊），非无菌物不可触及无菌物品或跨越无菌区域；无菌物品取出后，不可过久暴露，若未使用，也不可放回无菌包或无菌容器内。如果无菌用物疑有污染或已被污染，应予更换并重新灭菌。

（5）防止交叉感染要求　做到一人一物，一套无菌物品，只供一个患者使用。

二、隔离技术

1.隔离的概念　隔离是将传染病患者、高度易感人群安置在指定的地方，暂时避免和周围人群接触；并按照规定处理传染病患者的治疗用物、分泌物、排泄物；以达到控制传染源、切断传播途径、保护易感人群的目的。

2.隔离的分类　隔离可分为传染病隔离和保护性隔离两大类。对传染病患者采取的隔离称为传染病隔离，其目的是控制传染源，切断传染途径，如肝炎、肺结核、细菌性痢疾、艾滋病等患者的隔离；依据疾病的传播途径又可分为严密隔离、呼吸道隔离、肠道隔离、接触隔离、血液-体液隔离和昆虫隔离等。

对易感人群采取的隔离称保护性隔离，其目的是保护抵抗力特别低下的患者或易感者，免受周围环境中病原体的感染，如对大面积烧伤、器官移植术后、肿瘤化疗、早产儿等患者采取的隔离。

实训1　铺无菌盘

📋 实训目标

知识目标　掌握铺无菌盘的操作要领及注意事项。

能力目标　能遵循无菌原则铺无菌盘。

素质目标　养成慎独的职业素养，并在操作中严格遵循无菌操作原则。

【案例导入】

门诊患者王女士，30岁。因外伤引起小腿软组织损伤，医生欲为其换药，请你配合准备药物。任务：铺无菌盘，内置一块无菌治疗巾，少许无菌纱布。

思考：伤口换药属于侵入性操作，应如何保持用物的无菌状态？

【实训要点】

1.使用无菌包之前需要检查无菌包的名称、有效期及灭菌效果，若包布潮湿或破损应视为污染，不可再用。

2.倒取包内物品需用无菌持物钳（镊子）。

【理论回顾】

1.**目的**　无菌盘是在清洁、干燥的治疗盘内，铺上无菌治疗巾，形成无菌区域，摆放专项治疗或护理操作用物的治疗盘。

2.无菌持物钳（镊）的使用

（1）灭菌有效期　干燥的无菌持物钳及容器必须每4小时更换并灭菌1次，采用压力蒸汽灭菌处理。消毒液浸泡的无菌持物钳（镊）及容器，更换与灭菌时间视使用频度而定，一般每周1次；外科病室每周2次；手术室、门诊换药室、注射室则每日1次；同时更换消毒溶液。

（2）使用方法　取放无菌持物钳（镊）时，尖端闭合，不可触及容器口缘及溶液面以上的容器内壁。手指不可触摸浸泡部位。使用时保持尖端向下，不可倒转向上，以免消毒液倒流污染尖端。用后立即放回容器内，并将轴节打开。

（3）注意事项　无菌持物钳（镊）不能触碰未经灭菌的物品，也不可用于换药或消毒皮肤。如需取远处无菌物品时，应连同容器移至无菌物品旁使用。

3.无菌包的使用

（1）无菌包　用来盛放无菌物品，保持物品处于无菌状态。

（2）无菌包的分类　可分为可重复灭菌使用的无菌包和一次性使用的无菌包。可重复灭菌使用的无菌包是用质厚、致密、未脱脂双层棉包布包装的。一个无菌包内只能包装同类或某一项操作的物品，经灭菌处理后备用，如治疗巾包、胃管包、导尿包、腹腔穿刺包等。未开启的无菌包在保持干燥的情况下有效期一般为7天。一次性医用无菌包，是在生产制作过程中经灭菌处理的密封式无菌包，包装袋上注明生产日期、出厂日期和有效期。如一次性注射器、输液器、导尿管、吸痰管等。

（3）无菌包的包扎　将物品置于包布中间，内角盖过物品，折盖左右两角（角尖端向外翻折），盖上外角，以"十"字形系带包扎，或用化学指示胶带粘贴封包，胶带可代替标签注明物品名称和灭菌日期。

（4）无菌包的打开　取用无菌包时，先查看名称、灭菌日期、化学指示胶带，是否被开启过，是否干燥。将无菌包放在清洁干燥的平面上，解开系带卷放于包布角下，依次揭开左右角，最后揭开内角，注意手不可触及包布内面。用无菌钳取出所需物品，放在已备好的无菌区域内。如包内物品一次未用完，则按原折痕包好，注明开包时间，有效期为24小时。

（5）一次性用完的小型无菌包打开　取小包内全部物品，可将包托在手上打开。解开系带挽结，一手托住无菌包，另一手依次打开包布四角翻转塞入托包的手掌心内，准确地将包内物品放入无菌容器或无菌区域内。

（6）一次性无菌包使用 ①检查无菌物品包的名称、灭菌有效期及包装袋质量；②打开一次性无菌注射器或输液管（用手撕开封口，暴露物品后取出）；③打开一次性无菌导管或敷料等（揭开双面黏合封包处，暴露物品后用无菌持物钳夹取）。

（7）注意事项 打开无菌包时，手不可触及无菌包的内面，操作时手臂勿跨越无菌面；无菌包过期、潮湿、包内物品污染，均须重新灭菌。

4.无菌容器的使用

（1）经灭菌处理的盛放无菌物品的器具称无菌容器，如无菌盒、贮槽、罐等。

（2）无盖无菌容器用于临时存放无菌物品，如棉球、纱布、药液等。持拿此类无菌容器应托住容器底部，手指不可触及容器边缘和内面。无盖无菌容器一次性有效，使用结束应作为污染物重新消毒灭菌。

（3）有盖无菌容器 用于存放无菌物品，有效期为一周。打开有盖无菌容器时，应将盖内面向上置于稳妥处或拿在手中，取出物品后即将容器盖盖严，避免容器内无菌物品在空气中暴露过久。

【实训用物】

盛放治疗巾的无菌包，无菌持物钳，内盛镊子、治疗碗、纱布等无菌物品的无菌容器（无菌包、无菌有盖罐、无菌储槽），弯盘等。

【实训流程】

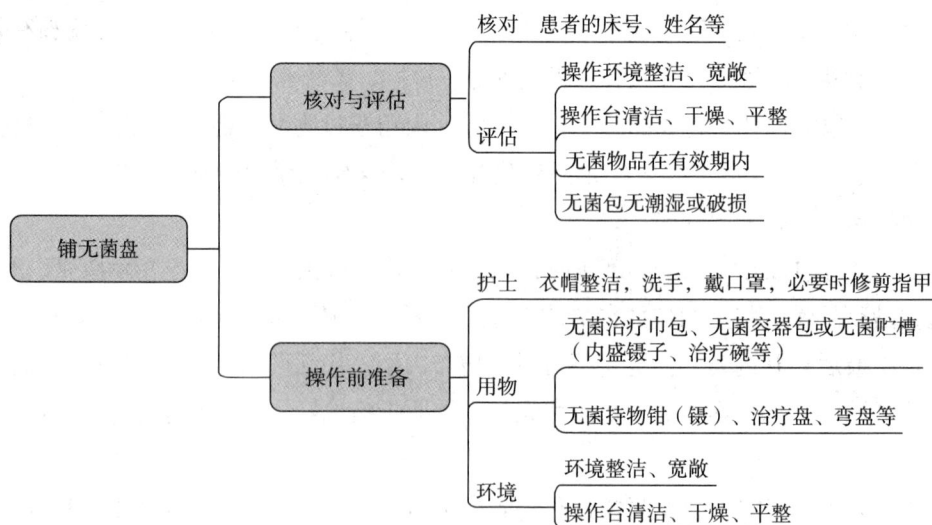

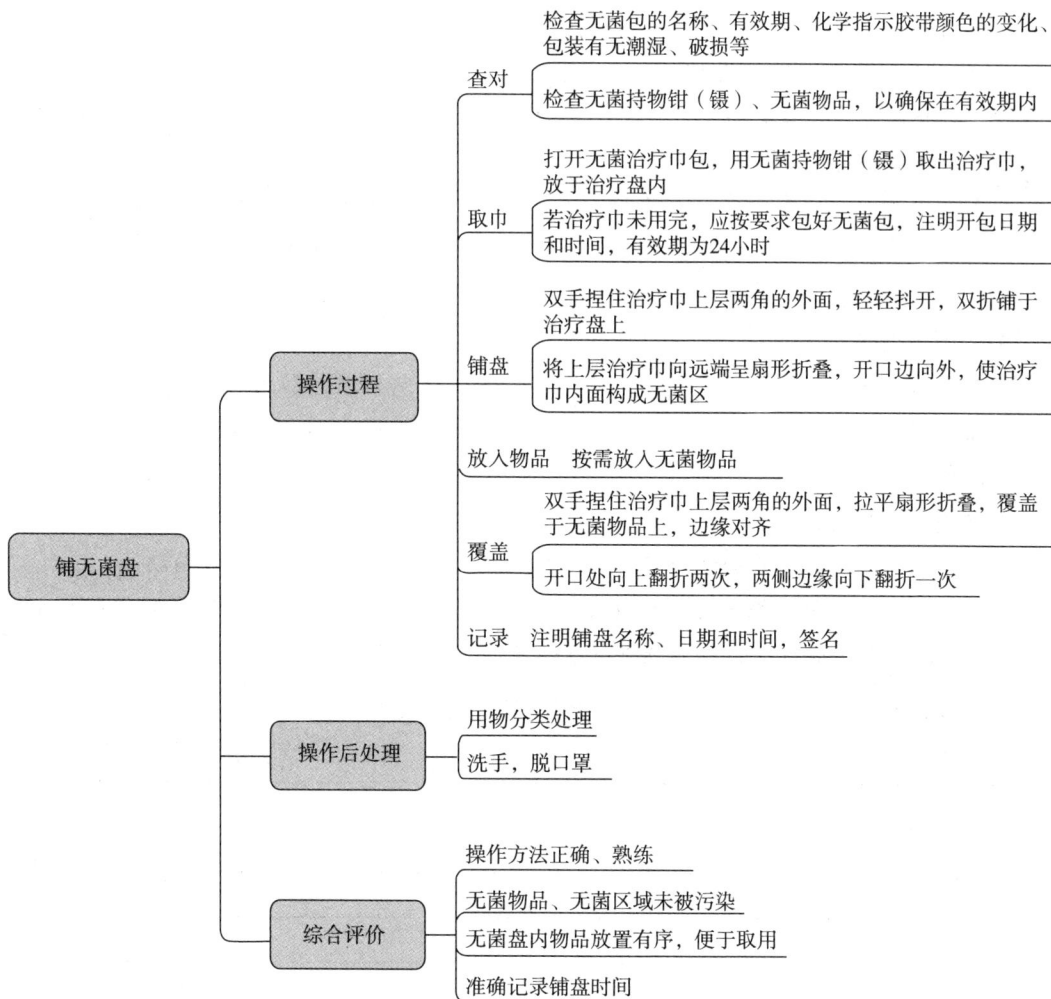

【注意事项】

1.严格遵循无菌操作原则。

2.铺无菌盘区域须清洁干燥、无菌巾避免潮湿或污染。

3.铺盘时非无菌物品和身体应与无菌盘保持适当距离，手不可触及无菌巾内面。

4.取放无菌物品时，避免跨越无菌区。

5.铺好的无菌盘须尽早使用，有效期不超过4小时。

【巩固提升】

1.铺无菌盘时，不正确的是（　　）

A.以无菌持物钳夹取治疗巾

B.治疗巾开口部分及两侧翻折

C.避免潮湿和暴露过久

D.注意使治疗巾边缘对齐

参考答案

E.有效期不超过24小时

2.铺好的无菌盘,有效期为( )

  A.2小时   B.3小时   C.4小时   D.5小时   E.6小时

3.防止交叉感染的有效措施是( )

  A.无菌物品应放在清洁、干燥的地方   B.治疗室每日用紫外线消毒

  C.取无菌物品,用无菌持物钳   D.一份无菌物品只能供一人使用

  E.无菌物品和非无菌物品分别放置

4.无菌包如被浸湿应( )

  A.晒干后用   B.烤干后用

  C.立即用完   D.24小时内用完

  E.重新灭菌

5.使用无菌持物钳的正确方法是( )

  A.到远处取物品时应速去速回   B.可夹取任何无菌物品

  C.换药时的无菌持物钳应每周消毒一次 D.钳端向上,不可跨越无菌区域

  E.取放无菌持物钳时,钳端均应闭合

✎ 反思日记

实训 2　倒取无菌溶液

实训目标

知识目标　掌握无菌溶液的倒取目的及注意事项。

能力目标　能遵循无菌原则倒取无菌溶液。

素质目标　养成慎独的职业素养,并在操作中严格遵循无菌操作原则。

【案例导入】

门诊患者张先生，30岁。因骑车摔倒导致右上肢形成开放性伤口，医生准备为其清创、缝合。作为配合护士，请倒取100ml生理氯化钠溶液备用。

思考：1.倒取无菌溶液过程中，如何保持无菌？

2.溶液取出后若未立即使用，应如何存放？

【实训要点】

1.倒取无菌溶液之前，应认真仔细检查无菌溶液的名称、有效期及质量。

2.开瓶盖后，须先冲洗瓶口再将无菌溶液倒入治疗碗内。

3.倒无菌溶液时，瓶口不可触及治疗碗口缘，同时瓶不可过高以防液体溅出。

【理论回顾】

1.**无菌溶液**　是指经过灭菌处理的溶液。用密封瓶包装，铝盖封口。

2.**目的**　保持无菌溶液的无菌状态，供治疗护理用。

【实训用物】

无菌溶液、用于盛装无菌溶液的无菌容器、无菌纱布罐（袋）、0.5%聚维酮碘（碘伏）溶液、棉签、弯盘，必要时备无菌持物钳、启瓶器等。

【实训流程】

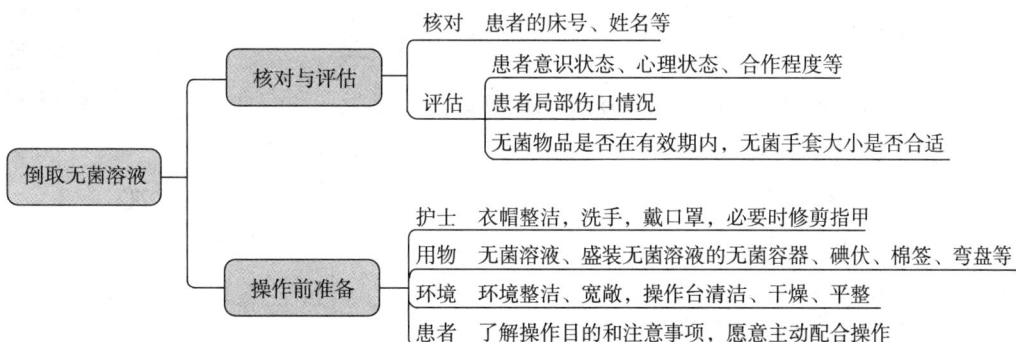

倒取无菌溶液

- 核对与评估
  - 核对　患者的床号、姓名等
  - 评估
    - 患者意识状态、心理状态、合作程度等
    - 患者局部伤口情况
    - 无菌物品是否在有效期内，无菌手套大小是否合适
- 操作前准备
  - 护士　衣帽整洁，洗手，戴口罩，必要时修剪指甲
  - 用物　无菌溶液、盛装无菌溶液的无菌容器、碘伏、棉签、弯盘等
  - 环境　环境整洁、宽敞，操作台清洁、干燥、平整
  - 患者　了解操作目的和注意事项，愿意主动配合操作

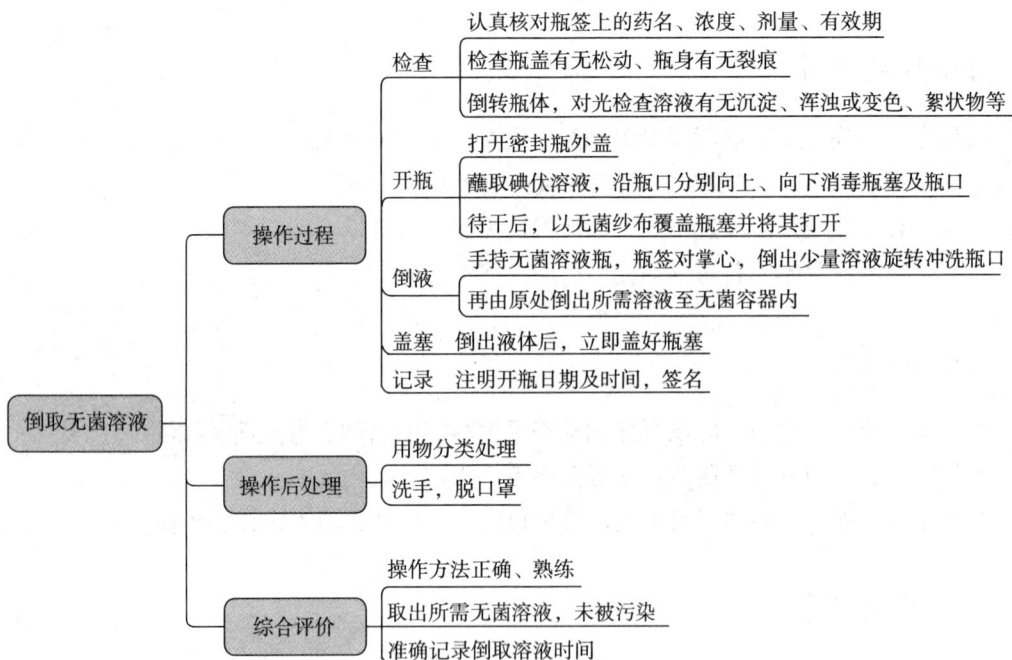

【注意事项】

1.严格遵循无菌操作原则。

2.认真检查核对无菌溶液，确保质量。

3.不可将物品伸入无菌溶液瓶内蘸取溶液。

4.倾倒液体时不可直接接触无菌溶液瓶口。

5.已倒出溶液不可再倒回瓶内以免污染剩余溶液。

6.无菌溶液一经打开，24小时内有效，余液只作清洁操作用。

【巩固提升】

参考答案

1.取用无菌溶液时，先倒出少量溶液的目的是（　　）

　A.检查液本有无特殊气味　　　　　　B.冲洗瓶口

　C.查看溶液的颜色　　　　　　　　　D.查看溶液的黏稠度

　E.检查溶液有无沉淀

2.使用无菌溶液时，错误的是（　　）

　A.检查瓶体有无裂缝

　B.检查瓶盖有无松动

　C.首选检查瓶签是否符合

　D.开瓶后没有污染的溶液，有效期是24小时

　E.应背光检查

3.取用无菌溶液时，应首先检查（　　）

    A.瓶体有无裂缝　　　　　　　　　　　B.瓶盖有无松动

    C.瓶签是否符合　　　　　　　　　　　D.溶液有无变色

    E.溶液有无浑浊

4.取用无菌溶液时，错误的是（　　）

    A.必须核对溶液

    B.手不可触及瓶口和盖的内面

    C.检查溶液有无浑浊

    D.倾倒溶液时，标签朝上

    E.必要时可将无菌棉签直接伸入瓶内蘸取无菌溶液

5.使用无菌容器正确的操作方法是（　　）

    A.盖的内面朝下，以便放置稳妥

    B.物品取出后，未污染可放回容器内

    C.手指不可触及容器内面

    D.开盖15分钟内盖好，以免污染

    E.手握容器边缘，以便持物牢靠

✐ 反思日记

_____

_____

_____

_____

_____

_____

_____

实训3　戴无菌手套

📖 实训目标

  知识目标　掌握戴无菌手套的操作要领及注意事项。

  能力目标　能遵循无菌原则戴、脱无菌手套。

  素质目标　养成慎独的职业素养，并在操作中严格遵循无菌操作原则。

【案例导入】

产科赵女士，27岁，双胎妊娠，拟明日硬膜外麻醉和腰麻下行子宫下段剖宫产术。现导尿包已打开，护士应如何正确地戴无菌手套？

思考：1.无菌手套的无菌面与非无菌面是什么？

2.戴手套过程中如何保证手套的无菌状态？

【实训要点】

1.戴无菌手套时需掌握的原则是手套的内外面不能相互接触，即未戴手套的手不可触及手套的外面，已戴手套的手不可触及未戴手套的手及另一手套的内面。

2.戴好手套后手应保持在腰部以上、肩部以下。

【理论回顾】

目的 戴无菌手套可预防病原微生物通过医务人员的手传播疾病和污染环境，适用于医务人员进行严格的无菌操作时，接触患者破损皮肤、黏膜时。

【实训用物】

型号合适的无菌手套、弯盘等。

【实训流程】

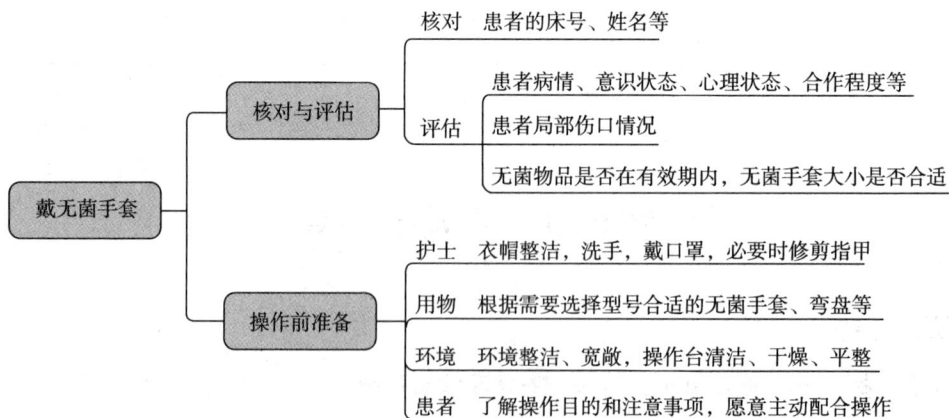

戴无菌手套

核对与评估
　核对　患者的床号、姓名等
　评估
　　患者病情、意识状态、心理状态、合作程度等
　　患者局部伤口情况
　　无菌物品是否在有效期内，无菌手套大小是否合适

操作前准备
　护士　衣帽整洁，洗手，戴口罩，必要时修剪指甲
　用物　根据需要选择型号合适的无菌手套、弯盘等
　环境　环境整洁、宽敞，操作台清洁、干燥、平整
　患者　了解操作目的和注意事项，愿意主动配合操作

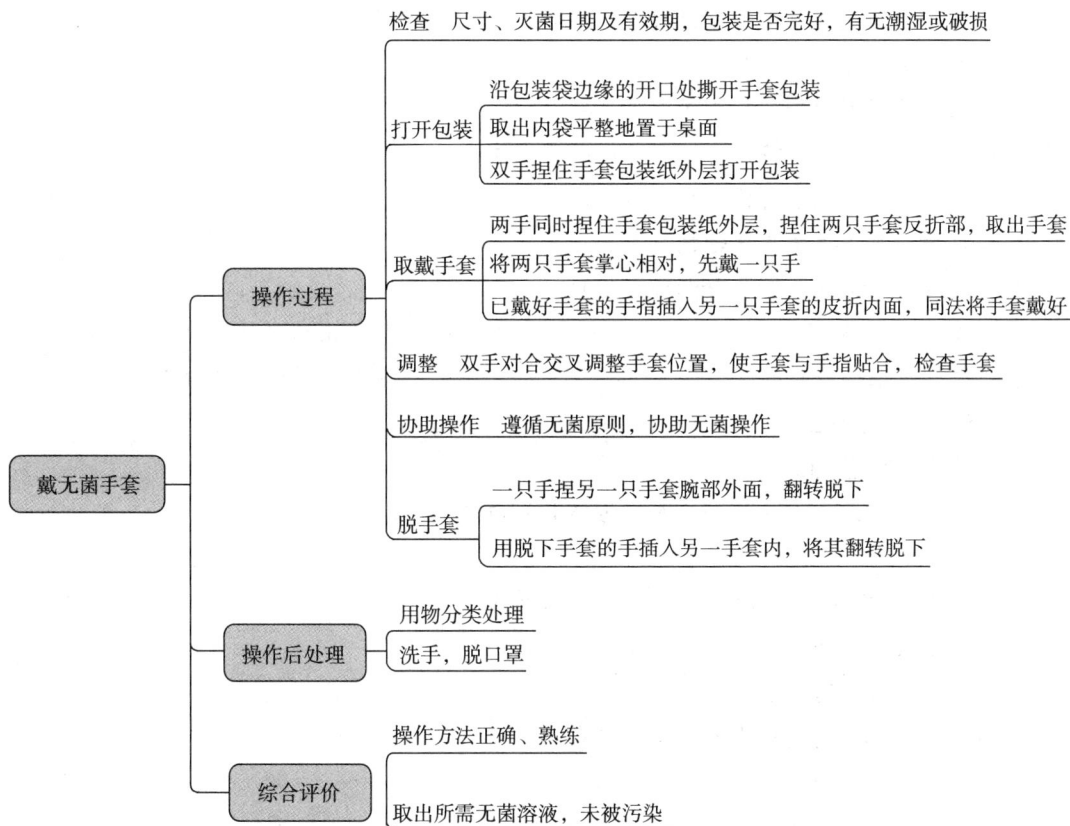

【注意事项】

1.严格遵循无菌操作原则。

2.选择合适手掌大小的手套尺码；修剪指甲以防刺破手套。

3.戴手套时未戴手套的手不可触及手套的外面，已戴手套的手不可触及未戴手套的手、另一手套的内面以及其他非无菌物品。

4.戴手套后双手应始终保持在腰部或操作台面以上视线范围内。

5.发现手套破损或可疑污染时，应立即更换。

6.脱手套时，应翻转脱下，勿强行拉扯手套，勿使手套外面（污染面）接触皮肤。

7.脱手套后应洗手。

【巩固提升】

1.无菌操作中发现手套破裂应（　　）

　　A.用无菌纱布将破裂处包好　　　　　　B.用胶布将破裂处粘好

　　C.立即更换　　　　　　　　　　　　　D.再加套一副手套

　　E.用乙醇棉球擦拭手套

参考答案

2.护生小王进行戴无菌手套的操练，老师应予纠正的步骤是（　　）

  A.戴手套前先洗手、戴口罩和工作帽

  B.核对标签上的手套号码和灭菌日期

  C.戴上手套的右手持另一手套的内面戴上左手

  D.戴上手套的双手置腰部水平以上

  E.脱手套时，将手套翻转脱下

3.为防止手套破损，脱手套时应（　　）

  A.先拉手背部分脱下　　　　　　　　　　B.将手套口翻转脱下

  C.先拉手指部分脱下　　　　　　　　　　D.先拉手掌部分脱下

  E.涂滑石粉后脱下

4.脱手套方法正确的是（　　）

  A.用戴手套的手捏住另一只手套污染面的边缘将手套脱下

  B.戴手套的手握住脱下的手套，用脱下手套的手捏另一只手套的外面将其脱下

  C.用手捏住手套的外面丢至医疗废物容器内

  D.用手捏住手套的里面丢至生活废物容器内

  E.脱手套后不用洗手

5.戴、脱无菌手套过程中不正确的是（　　）

  A.戴手套前先修剪指甲并洗手

  B.选择合适手掌大小的手套尺码

  C.戴上手套的右手触碰未戴手套的左手

  D.戴手套后双手保持在操作台面以上

  E.检查手套是否有破损或污染

【操作视频】

无菌技术

【考核标准】

铺无菌盘戴无菌手套

项目	考核内容	分值	得分	备注
素质要求（2分）	服装、鞋帽整洁，举止端庄，态度亲切	2		

续表

项目		考核内容	分值	得分	备注
核对与评估（5分）	核对任务	核对患者的床号、姓名等	1		
	评估	患者意识状态、心理状态、合作程度等	1		
		患者局部伤口情况	1		
		无菌物品在有效期内，无菌包完好，有无潮湿破损，无菌手套大小是否合适	2		
操作前准备（7分）	护士准备	衣帽整洁，洗手，戴口罩，必要时修剪指甲	2		
	用物准备	无菌物品准备齐全、放置合理、在有效期内	2		
	患者准备	了解操作的目的和注意事项，愿意主动配合操作	1		
	环境准备	操作环境整洁、宽敞，操作台清洁、干燥、平整	2		
操作过程（76分）	检查用物	检查无菌物品的无菌状态	4		
	开包取巾	解带：解开化学指示胶带	2		
		开包：手捏包布角外面，依次打开包布外角、左右两角及内角	4		
		取巾：用无菌持物钳夹取治疗巾放于治疗盘内	4		
		处理：无菌包内剩余物品按原折痕包好，注明开包时间并签名（若为系带则横向缠绕）	6		
	折巾铺盘	双手捏住治疗巾上层两角的外面，轻轻抖开，双折铺于治疗盘上。将上层半幅向远端呈扇形折叠，开口向外	6		
	取物放物	打开贮槽，用无菌持物钳（镊）夹取治疗碗；单手打开无菌包将治疗碗放于无菌盘内或夹取其他无菌物品（如棉球、纱布等）放入无菌盘内	6		
	盖盘	双手捏住治疗巾上层两角的外面，拉平扇形并覆盖于无菌物品上，边缘对齐，开口处向上翻折两次，两侧边缘向下各翻折一次	4		
	记录	注明铺盘名称、时间，签名	4		
	戴无菌手套	按无菌要求打开手套袋，取出手套内袋	6		
		取手套：掀开手套内袋反折处，暴露手套，一手捏住两只手套的翻折部（手套内面），迅速向上、向前提出手套。	8		
		戴手套：将两只手套掌心相对，先戴一只手套。再用戴好手套的手指插入另一只手套翻折内面（手套外面），同法戴好	8		
		调整手套：调整手套位置，并将套边缘套住工作服袖口	8		
	协助操作	协助无菌操作	2		
	脱手套	一只手捏另一只手套腕部外面，翻转脱下，用脱下手套的手插入另一手套内，将其翻转脱下，置入医疗垃圾袋内	4		
操作后处理（4分）		用物分类处理，洗手，脱口罩	4		
综合评价（6分）	操作质量	操作程序正确，动作熟练	2		
		无菌意识强，无菌物品、无菌区域未被污染	2		
	人文关怀	关心患者，重视护患沟通，且沟通有效	2		

倒取无菌溶液戴无菌手套

项目		考核内容	分值	得分	备注
素质要求（2分）		服装、鞋帽整洁，举止端庄，态度亲切	2		
核对与评估（5分）	核对任务	核对患者的床号、姓名等	1		
	评估	患者意识状态、心理状态、合作程度等	1		
		患者局部伤口情况	1		
		无菌物品在有效期内，无菌手套大小是否合适	2		
操作前准备（7分）	护士准备	衣帽整洁，洗手，戴口罩，必要时修剪指甲	2		
	用物准备	无菌物品准备齐全、放置合理、在有效期内	2		
	患者准备	了解操作的目的和注意事项，愿意主动配合操作	1		
	环境准备	操作环境整洁、宽敞，操作台清洁、干燥、平整	2		
操作过程（76分）	检查用物	检查无菌物品的无菌状态	4		
	查对	认真核对瓶签上的药名、浓度、剂量、有效期	4		
		检查瓶盖有无松动、瓶身有无裂痕	4		
		倒转瓶体，对光检查溶液有无沉淀、浑浊或变色、絮状物等	4		
	开瓶	打开密封瓶外盖，用棉签蘸取碘伏溶液，沿瓶口分别向上、向下消毒瓶塞及瓶口	6		
	倒液	待干后，以无菌纱布覆盖瓶塞并将其打开，注意避免污染	4		
		手持无菌溶液瓶，瓶签对掌心，先倒出少量溶液旋转冲洗瓶口	4		
		再由原处倒出所需溶液至无菌容器内（过程中勿使瓶口接触容器口缘，勿使液体溅出）	4		
	盖塞	倒出液体后，立即盖好瓶塞	4		
	记录	注明开瓶日期及时间，签名	2		
	戴无菌手套	按无菌要求打开手套袋，取出手套内袋	6		
		取手套：掀开手套内袋反折处，暴露手套，一手捏住两只手套的翻折部（手套内面），迅速向上、向前提出手套	8		
		戴手套：将两只手套掌心相对，先戴一只手套。再用戴好手套的手指插入另一只手套翻折内面（手套外面），同法戴好	8		
		调整手套：双手调整手套位置，并将套边缘套住工作服袖口	8		
	协助操作	协助无菌操作	2		
	脱手套	一只手捏另一只手套腕部外面，翻转脱下，用脱下手套的手插入另一手套内，将其翻转脱下，置入医疗垃圾袋内	4		
操作后处理（4分）		用物分类处理，洗手，脱口罩	4		
综合评价（6分）	操作质量	操作程序正确，动作熟练	2		
		无菌意识强，无菌物品、无菌区域未被污染	2		
	人文关怀	关心患者，重视护患沟通，且沟通有效	2		

☞ 知识窗

外科无菌术新发展

　　外科无菌术是指在手术过程中通过一系列无菌技术防止微生物污染手术区域，以减少术后感染率。随着医疗技术的不断进步，外科无菌术也在持续发展，近年来出现了一些新的无菌技术和方法，如机器人辅助手术系统可以实现更精细和准确的操作，减少人为因素造成的污染；通过使用特殊的清洁剂和消毒剂在手术前彻底清洁患者皮肤上的微生物，提高手术部位的无菌程度；采用新型灭菌方法和材料如过氧化氢等离子灭菌和低温等离子灭菌，提高灭菌效果并降低对手术器械的损伤；在骨折固定和关节置换等手术中使用含有抗生素的骨水泥，有效预防感染并提高手术治疗效果。外科无菌术在医学领域具有重要意义，能够有效降低手术患者的感染风险，提高手术治疗效果和患者生活质量，随着医疗技术的不断发展，新型技术和方法的应用将进一步推动无菌技术的发展。

✎ 反思日记

_____
_____
_____
_____
_____
_____
_____

（姚启萍　李红林）

实训4　穿脱隔离衣

📖 实训目标

　　知识目标　掌握穿脱隔离衣及刷手的目的、注意事项。
　　能力目标　能遵循隔离原则实施穿脱隔离衣及刷手技术。
　　素质目标　养成慎独的职业素养，并在操作中严格遵守隔离原则。

【案例导入】

感染科患者赵先生，32岁。因高热、食欲不振、腹部不适、乏力一周收入感染科，医疗诊断：伤寒。护士为患者测量生命体征时需穿隔离衣。任务：正确穿脱隔离衣。

思考：1.该患者属于何种传染性疾病，隔离过程有哪些注意事项？

2.为避免交叉感染，护士应如何做到集中操作？

3.护士穿上隔离衣之后，有哪些注意事项？

【实训要点】

1.对患者实施护理前，应先备齐全部物品，再戴口罩、穿隔离衣，携用物至床旁，集中操作。

2.如隔离衣已被穿过，隔离衣的衣领和内面视为清洁面，外面视为污染面。

3.分清隔离衣的清洁面与污染面，保持清洁面不被污染。

【理论回顾】

1.目的 隔离衣是用于保护医务人员避免受到血液、体液和其他感染性物质污染，或用于保护患者避免感染的防护用品，分为一次性隔离衣和布制隔离衣。通常根据患者的病情、目前隔离种类和隔离措施，确定是否穿隔离衣，并选择其型号。

2.下列情况应穿隔离衣

（1）接触经接触传播的感染性疾病患者，如传染病患者、多重耐药菌感染患者等。

（2）患者实行保护性隔离时，如大面积烧伤、骨髓移植等患者的诊疗、护理等。

（3）可能受到患者血液、体液、分泌物、排泄物喷溅时。

3.工作区域的划分及隔离要求

（1）清洁区 指进行传染病诊治的病区中不易受到患者血液、体液和病原微生物等物质污染及传染病患者不应进入的区域。包括医务人员的值班室、卫生间、男女更衣室、浴室以及储物间、配餐间等。清洁区区域是工作人员使用的场所，患者及患者接触过的物品都不得进入；工作人员接触患者后需刷手、脱去隔离衣及鞋方可进入清洁区。

（2）潜在污染区 也称半污染区，指进行传染病诊治的病区中位于清洁区与污染区之间、有可能被患者血液、体液和病原微生物等物质污染的区域。包括医务人员的办公室、治疗室、护士站、患者用后的物品、医疗器械等的处理室、内走廊等。在潜在污染区内活动的人员不得接触墙壁、家具等；各类检验标本有一定的存放盘或架，检验完毕的标本及容器等应严格按要求分别处理。

（3）污染区 指进行传染病诊治的病区中传染病患者和疑似传染病患者接受诊疗的区域，包括被其血液、体液、分泌物、排泄物污染物品暂存和处理的场所，如病室、处置室、污物间以及患者入院、出院处理室等。工作人员进入污染区前，务必穿隔离衣、戴口罩、换隔离鞋；离开时脱隔离衣、鞋，并消毒双手。

4.隔离原则

（1）正确区分隔离种类，并采取相应隔离措施实施护理。

（2）隔离室要有相应的隔离设备　病房和病室门前悬挂隔离标志；门口放用消毒液浸湿的脚垫；门外设立隔离衣悬挂架（柜或壁橱）；备消毒手的设备（水池、脚踏或感应水龙头、肥皂液，手刷，毛巾，避污纸）。

（3）工作人员要有隔离防护　工作人员进入隔离单位必须戴口罩、帽子、穿隔离衣。穿隔离衣前，备齐所需护理物品，不易消毒的物品可用纸或放入塑料袋内避污。穿隔离衣后，只能在规定范围内活动。一切操作要严格遵守隔离技术，每接触一位患者或污染物品后必须消毒双手。

【实训用物】

隔离衣、夹子、挂衣架、刷手及洗手设备、污衣袋等。

【实训流程】

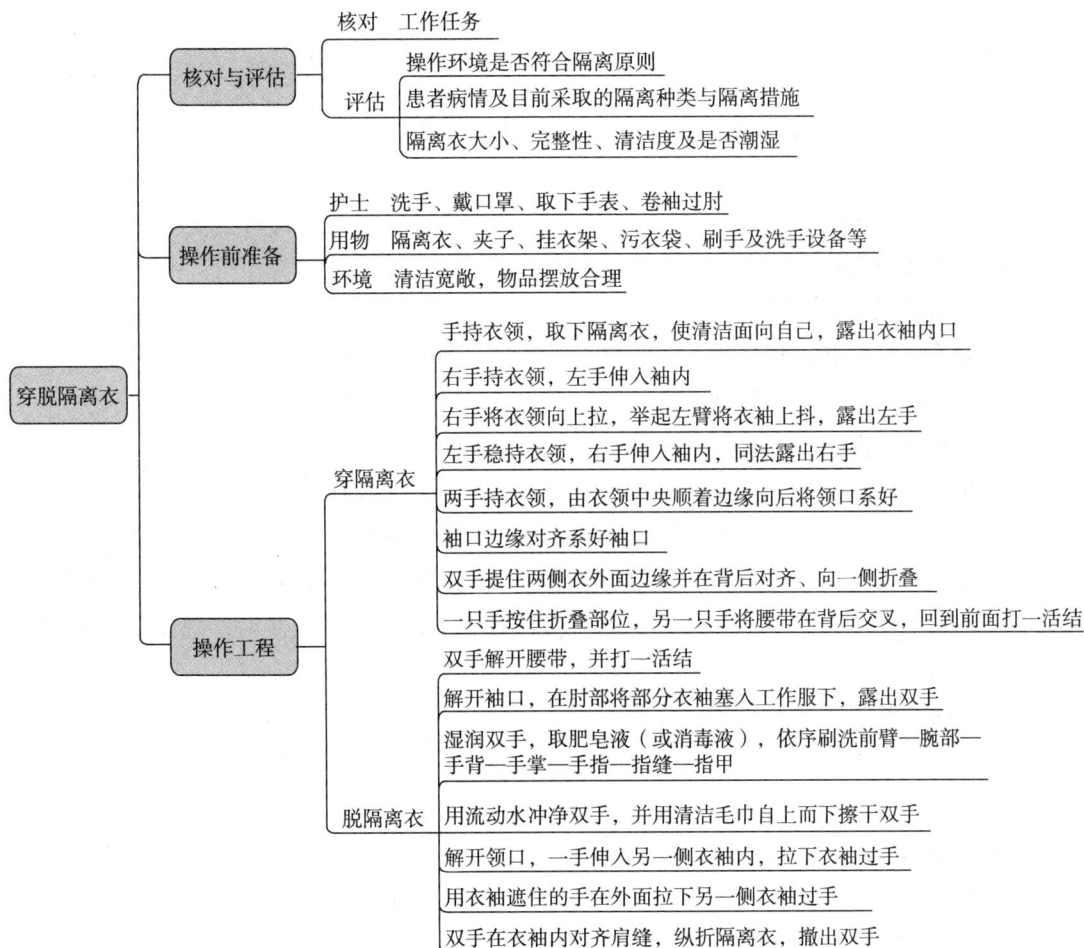

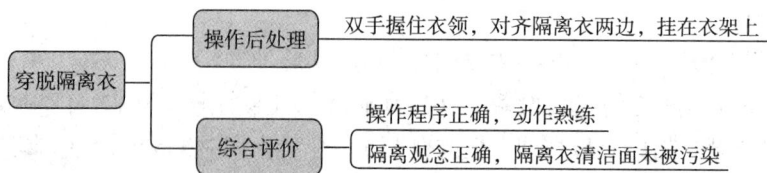

穿脱隔离衣 —— 操作后处理 —— 双手握住衣领,对齐隔离衣两边,挂在衣架上

综合评价 —— 操作程序正确,动作熟练 —— 隔离观念正确,隔离衣清洁面未被污染

【注意事项】

1.隔离衣只能在规定区域内穿脱,穿隔离衣后,不得进入清洁区,且双臂需保持在腰部以上、视线范围内,避免接触清洁物品。

2.穿隔离衣前检查隔离衣有无潮湿、破损,隔离衣长短须能全部遮盖工作服。

3.穿脱隔离衣过程中避免污染衣领、面部、帽子和清洁面,始终保持衣领清洁。

4.消毒手时身体勿靠近水池,以避免隔离衣污染水池或水溅湿隔离衣,隔离衣也不可触及其他物品。

5.脱下的隔离衣还需使用时,如挂在半污染区,清洁面向外;挂在污染区则污染面向外。

【巩固提升】

参考答案

1.护理患者后,穿过的隔离衣处理正确的是(　　)

　　A.污染面向外挂于衣橱内　　　　　　　　B.污染面向外挂于病区走廊

　　C.污染面向内挂于病区走廊　　　　　　　D.污染面向内挂于衣橱内

　　E.污染面向内挂于病室内

2.脱隔离衣的正确步骤是(　　)

　　A.刷手,解袖扣,解领扣,脱衣袖,解腰带,脱去隔离衣

　　B.解袖扣,刷手,解领扣,脱衣袖,解腰带,脱去隔离衣

　　C.解袖扣,刷手,解领扣,解腰带,脱衣袖,脱去隔离衣

　　D.刷手,解袖扣,解腰带,解领扣,脱衣袖,脱去隔离衣

　　E.解腰带,解袖扣,刷手,解领扣,脱衣袖,脱去隔离衣

3.赵先生,27岁。因发热、右上腹疼痛、巩膜黄染、食欲减退伴恶心呕吐3日就诊,初步诊断为病毒性肝炎,收入传染病病区,护士小张为赵先生进行注射,她使用过的隔离衣,清洁处应是(　　)

　　A.衣的肩部　　　　　　　　　　　　　　B.衣的内面和衣领

　　C.两侧腰部　　　　　　　　　　　　　　D.腰以下部分

　　E.背部

4.有关隔离原则,下列不妥的是(　　)

　　A.隔离单位标记鲜明　　　　　　　　　　B.门口设消毒盆、毛巾、手刷

C.使用过的物品先清洗再消毒　　　　　D.脚垫用消毒液浸湿

E.穿隔离衣后不得进入治疗室

5.正确的隔离技术操作是（　　）

A.用避污纸时掀页撕取　　　　　　　　B.刷手从指甲开始刷至前臂

C.穿隔离衣先扎袖口再扣领扣　　　　　D.口罩取下后将污染面向外折叠

E.脱下不再穿的隔离衣时，清洁面向外折叠

【操作视频】

穿脱隔离衣

【考核标准】

穿脱隔离衣

项目		考核内容	分值	得分	备注
素质要求（2分）		服装、鞋帽整洁，举止端庄，态度亲切	2		
核对与评估（8分）	核对任务	核对工作任务	2		
	评估	评估操作环境，符合隔离原则	2		
		患者病情及目前采取的隔离种类与隔离措施	2		
		隔离衣大小、完整性、清洁度及是否潮湿	2		
操作前准备（8分）	护士准备	着装整齐，洗手，戴隔离帽、口罩；取下手表，卷袖过肘	4		
	用物准备	隔离衣、挂衣架、刷手设备、操作用物、避污纸、污物袋	2		
	环境准备	操作环境光线适宜，整洁、宽敞、安全，用物摆放合理	2		
操作过程（72分）	穿隔离衣（36分）	手持隔离衣衣领，从挂衣架上取下	4		
		将清洁面面向自己，把衣领两端向外折齐，对齐肩缝，露出肩袖内口	6		
		右手持衣领，将左手伸入袖内，举起手臂抖动衣袖露出左手；左手稳持衣领，右手伸入袖内，同法露出右手	6		
		系好衣领扣带	4		
		扣紧袖口、系好袖带	4		
		双手提住两侧衣外面边缘并在背后对齐、向一侧折叠	6		
		将腰带拉直背后压住折叠处并交叉、绕至身前打一个活结	6		

项目		考核内容	分值	得分	备注
操作过程（72分）	脱隔离衣（36分）	松腰带	3		
		松袖口，在肘部将部分衣袖塞入工作服衣袖下，露出双手	4		
		打开水龙头，用流动水冲洗双手	3		
		按前臂→腕部→手背→手掌→手指→指缝→指甲的顺序彻底刷洗	6		
		打开水龙头，用流动水冲净双手并擦干	4		
		解开衣领	4		
		拉下两侧衣袖包裹双手	4		
		双手交替拉下袖子，逐渐退至衣肩	4		
		双手在衣袖内对齐肩缝，纵折隔离衣，撤出双手	4		
操作后处理（4分）		握住衣领，对齐隔离衣两边，挂在衣架上（不再穿的隔离衣，脱下后清洁面向外卷好投入污物袋内）	4		
综合评价（6分）		操作程序正确，动作熟练	3		
		隔离观念正确，隔离衣清洁面未被污染	3		

☞ 知识窗

多重耐药菌感染患者的隔离

多重耐药菌感染，如耐甲氧西林金黄色葡萄球菌（MRSA）和耐万古霉素金黄色葡萄球菌（VRSA），是全球医院感染的主要致病菌之一，这些细菌对多种常用抗生素具有耐药性，给临床治疗带来了巨大挑战，因此，及时有效的隔离措施至关重要。患者应安置在单人病房或与相同病原体感染的患者同室隔离，并严格限制人员出入，尤其是VRSA感染患者的隔离室，医务人员需加强手卫生和个人防护，在进行如吸痰、插管等近距离操作时佩戴防护镜，可能污染工作服时需穿隔离衣，护理VRSA感染患者时应穿一次性隔离衣。隔离室内物品需严格消毒处理，对于MRSA或其他多重耐药菌感染患者，使用后的仪器设备需清洁、消毒和（或）灭菌，每天定期擦拭消毒物体表面，并进行床单位消毒，VRSA感染者使用的仪器设备需专用，用后清洁、灭菌。标本应使用密闭容器运输，VRSA感染患者的生活物品在清洁、消毒后方可带出隔离室，医疗废物需使用防渗漏密闭容器运送，利器需放入利器盒，VRSA感染者的医疗废物应使用双层防渗漏医疗垃圾袋密闭运送。这些隔离措施旨在有效控制感染，保护患者和医务人员的安全。

✎ 反思日记

（姚启萍　谭祥娥）

情境二　生活照护技术

【概述】

在医院护理过程中，生活照护技术是确保患者舒适、安全和康复的重要环节。患者因疾病或手术住院期间，通常需要长时间卧床，这可能导致压疮、肌肉萎缩、血栓形成等并发症。本情境的生活照护技术包括日常最为常见的更换卧位、运送患者及清洁操作中的口腔护理技术等，通过这些技术的规范应用，可以有效改善患者的生活质量，促进患者舒适，保障患者安全。护理人员应不断学习和掌握最新的生活照护技术，注重细节、规范操作，为患者提供全方位的优质护理服务，从而提升患者的住院体验，减少并发症的发生。

更换卧位是生活照护的重要内容之一，通过定期更换卧位，可以减轻患者局部压力，促进血液循环，预防压疮的发生。运送患者则要求护理人员具备专业的操作技能，以确保患者在转运过程中的安全和舒适，避免因不当操作导致的二次伤害。口腔护理不仅有助于维护患者的口腔卫生，预防口腔感染，还能改善患者的饮食和舒适度，促进全身健康。

1.更换卧位技术　因疾病或治疗的限制，患者若需长期卧床，容易出现精神萎靡、消化不良、便秘、肌肉萎缩等症状，由于局部组织持续受压，血液循环障碍，易发生压疮；呼吸道分泌物不易咳出，易发生坠积性肺炎。因此，护士应定时为患者变换体位，以保持舒适和安全，以及预防并发症的发生。

2.运送患者技术　在患者入院、接受检查或治疗、出院时，凡不能自行移动的患者均需护士根据患者病情选用不同的运送工具，如轮椅、平车或担架等运送患者。在转移和运送患者过程中，护士应将人体力学原理正确地运用于操作中，以避免发生损伤，减轻双方疲劳及患者痛苦，提高工作效率，并保证患者安全与舒适。

3.口腔护理技术　口腔由牙齿、牙龈、舌、颊、软腭及硬腭等组成，具有摄取、咀嚼和吞咽食物，以及发音感觉、消化等重要功能。良好的口腔卫生可促进机体的健康和舒适。因口腔卫生不洁造成的口腔局部炎症、溃疡等问题会导致个体食欲下降、影响营养物质消化和吸收、造成局部疼痛甚至引发全身性疾病；牙齿破损、缺失或不洁会影响个体自尊与自我形象；口腔异味会给个体社会交往带来消极影响。由此可见，口腔卫生对保持患者的健康十分重要。口腔护理是临床护理工作的重要环节，护士应认真评估患者的口腔卫生状况，指导患者掌握正确的口腔清洁技术，从而维持良好的口腔卫生状况。对于机体衰弱和（或）存在功能障碍的患者，护士需根据其病情及自理能力，协助完成口腔护理。良好的口腔护理可保持口腔清洁，预防感染，促进口腔正常功能的恢复，从而提高患者生活质量。

实训 5　协助患者翻身侧卧

实训目标

知识目标　掌握协助患者翻身侧卧的操作要领及注意事项。

能力目标　能应用正确的方法协助患者翻身侧卧。

素质目标　具有爱伤观念和规范意识，保护患者及自身安全。

【案例导入】

胸外科患者张爷爷，72 岁。肺叶切除术后第 3 天，胸部有引流管，患者留置导尿且静脉输液。任务：协助患者翻身。

思考：1.作为护士应如何协助张爷爷翻身？

2.协助翻身时，有哪些注意事项？

【实训要点】

1.患者为术后第 3 天，翻身前应先检查伤口敷料有无脱落、有无渗血渗液；翻身后注意避免压迫伤口。

2.翻身前将引流管、导尿管、输液装置等妥善安置，翻身过程中避免牵拉，翻身后检查管路是否通畅，有无脱落、移位、受压等。

3.翻身前后注意观察患者受压部位皮肤，翻身时避免拖、拉、拽等动作，以免损伤皮肤。

【理论回顾】

1.更换卧位的意义　患者常因疾病的折磨，不能自由地翻身改变体位，容易导致疲劳、精神萎靡、便秘、关节僵硬、肌肉萎缩等不良后果；重者易造成压疮、坠积性肺炎等并发症。因此，护士要明确卧位重要性、适应证、安置方法；根据患者的需要，定时指导和协助其更换卧位；向家属做好健康教育，教会他们协助更换卧位的技巧。使患者维持自然、舒适的体位，预防并发症的产生。

2.操作前评估

（1）患者病情、体重、目前健康状况、需更换卧位的原因。

（2）意识状态、生命体征、局部皮肤受压情况、手术部位、伤口及引流情况。

（3）患者及家属对更换卧位重要性的认识，配合能力。

3.操作后效果评价

（1）患者舒适，无并发症产生。

（2）满足患者治疗护理的需要。

（3）患者及家属理解翻身的重要性，配合并学会更换卧位。

【实训用物】

软枕、根据患者意识状态准备床档。

【实训流程】

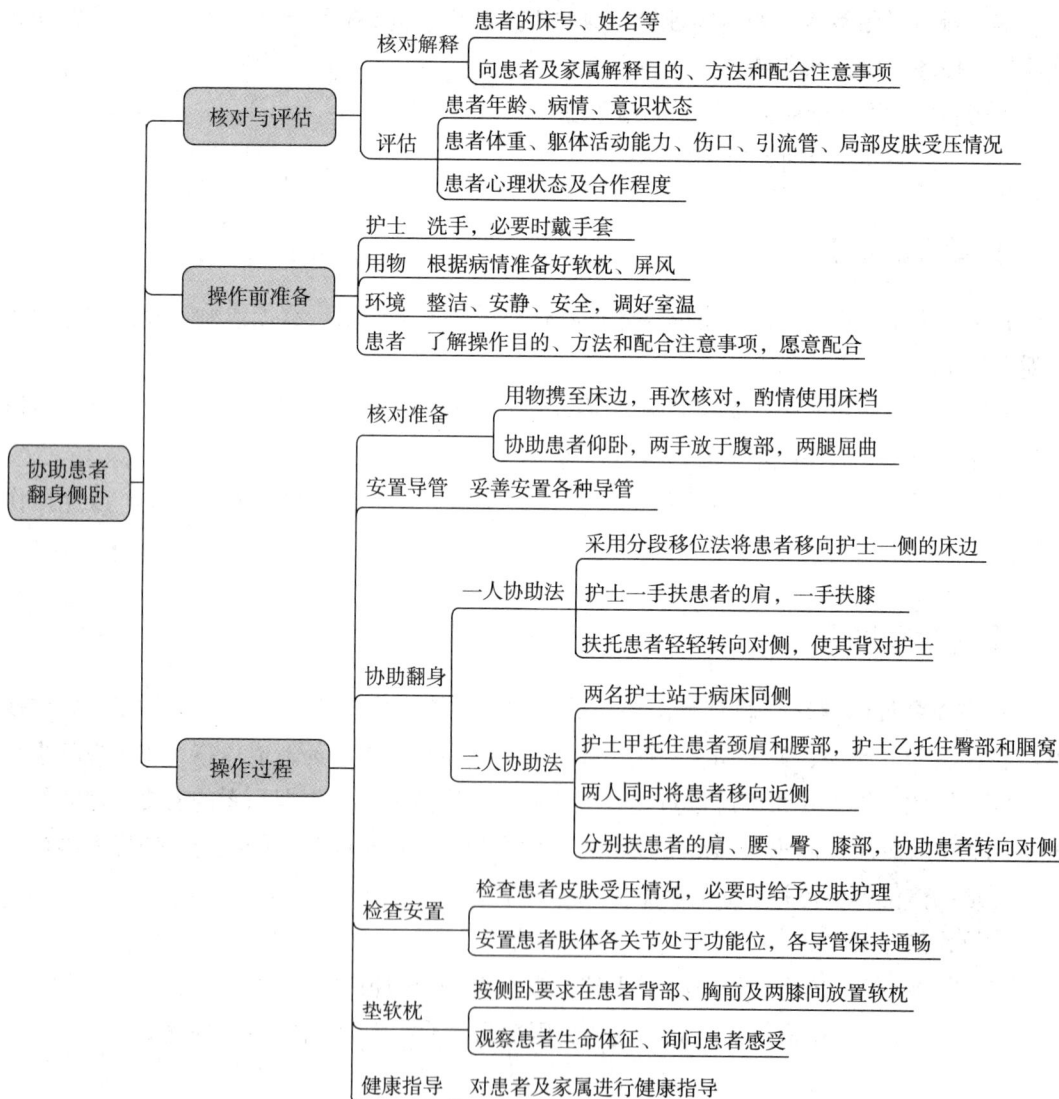

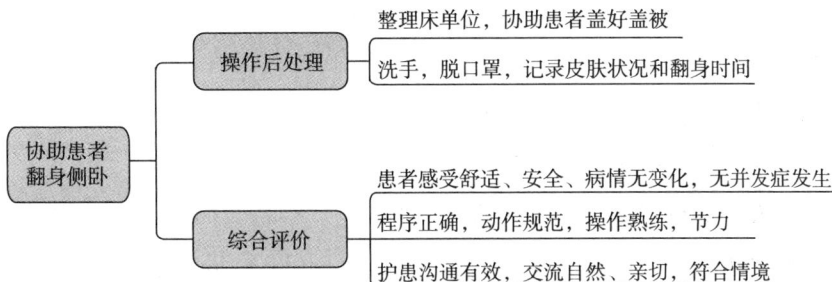

【注意事项】

1.应用人体力学原理，节时节力。

2.两人协助时动作应保持协调一致，移动时应将患者抬起，避免拖、拉、拽。

3.翻身后需用软枕垫好背部及膝下，以维持舒适、安全的功能体位。

4.根据患者受压部位的情况，酌情安排翻身间隔的时间，一般情况每2小时翻身一次，同时做好交接班。

5.如患者身上置有导管或输液装置时，翻身前应安置妥当，翻身后应检查导管是否脱落、移位、扭曲、受压，注意保持导管通畅。

6.为特殊患者翻身时应注意以下几点。

（1）有引流管者应先调节引流管的长度，使其足够翻身之用，并保持通畅。

（2）伤口敷料潮湿或脱落者，先换药后翻身。

（3）有牵引者，翻身时亦不可放松。

（4）如是颈、腰椎病患者，要保持头、颈、躯干平行一致翻动，尤其颈椎患者应保持头中立位。

（5）当肢体有石膏夹板固定时，应采取健侧卧位，并将患肢安放于适当位置。

（6）颅脑受损或颅脑手术后患者，置头高足低位，翻身时将头卧于健侧或平卧，切忌卧于患侧，以防脑疝发生。

【巩固提升】

参考答案

1.两人法为患者翻身时，移动患者的正确手法是（　　）

A.一人托患者的颈部和背部，另一人托住患者的臀部和腘窝

B.一人托患者的颈肩部和腰部，另一人托住患者的臀部和腘窝

C.一人托患者的颈肩部，另一人托住患者的臀部和腘窝

D.一人托患者的颈肩部和腰部，另一人托住患者的臀部

E.一人托患者的肩部和背部，另一人托住患者的腰部和腘窝

2.护士为一昏迷患者翻身侧卧，不正确的操作是（　　）

　A.将患者两手放于腹部，两腿屈曲

　B.先将患者双下肢移向护士一侧床沿，再将患者肩部外移

　C.一手扶肩，一手扶膝轻推患者转向对侧

　D.在患者背部、胸前及两膝间放置软枕

　E.翻身时应保证患者安全、舒适

3.关于卧位及翻身，正确的叙述是（　　）

　A.颅脑手术后，头部卧于健侧或平卧

　B.为颅骨牵引患者翻身应先放松牵引

　C.头低足高位是指抬高床尾40～50cm

　D.膝胸位适用于膀胱镜检查

　E.侧卧时应使患者下腿弯曲，上腿稍伸直

4.帮助胆囊切除术后患者翻身侧卧，下述正确的是（　　）

　A.翻身前将枕头横立于床头

　B.翻身前夹闭引流管

　C.二人协助翻身时分别扶托患者肩部、腰臀部

　D.翻身后帮助患者上腿伸直、下腿弯曲

　E.翻身后更换敷料

5.护士协助患者更换卧位，不正确的操作是（　　）

　A.翻身前先将导管安置妥当

　B.翻身前先换药

　C.颅脑手术后的患者应卧于患侧

　D.颈椎和颅骨牵引的患者翻身时不可放

　E.翻身时尽量让患者靠近护士

【操作视频】

协助患者翻身侧卧

【考核标准】

协助患者翻身侧卧

项目		内容	分值	得分	备注
素质要求（5分）		衣帽整洁，举止得体，态度和善	5		
核对与评估（16分）	核对医嘱	核对床号、姓名，正确无误	2		
		向患者及家属解释目的、方法和配合注意事项	4		
	评估	患者年龄、病情、意识状态	3		
		体重、躯体活动能力、伤口、引流管及局部皮肤受压情况	5		
		患者心理状态及合作程度	2		
操作前准备（8分）	护士准备	洗手，必要时戴手套	2		
	用物准备	根据病情准备好软枕、屏风	2		
	患者准备	了解操作目的、方法和配合注意事项，愿意配合	2		
	环境准备	整洁、安静、安全，酌情关闭门窗，调节好室温	2		
操作过程（59分）	核对准备	用物携至床边，再次核对确认患者，需要时拉好床档	4		
		协助患者仰卧，两手放于腹部，两腿屈曲	4		
	安置导管	将输液管等各种导管安置妥当	8		
	协助翻身	一人协助法 ①采用分段移位法将患者移向护士一侧的床边 ②护士一手扶患者的肩，一手扶膝，扶托患者轻轻转向对侧，使其背对护士	8		
		二人协助法 ①两名护士站于病床的同一侧 ②护士甲托住患者的颈肩部和腰部，护士乙托住臀部和腘窝，两人同时将患者稍抬起移向近侧，两人分别扶患者的肩、腰、臀、膝部，协助患者转向对侧	8		
	检查安置	检查皮肤受压情况，必要时给予皮肤护理	6		
		检查并安置患者肢体各关节处于功能位，各导管保持通畅	6		
	垫软枕	按侧卧位要求在患者背部、胸前及两膝间放置软枕	6		
		观察患者生命体征变化、询问患者感受	6		
	健康指导	对患者及家属进行健康指导	3		
操作后处理（5分）		整理床单元，协助患者盖好盖被	2		
		洗手，脱口罩，记录皮肤状况和翻身时间	3		
综合评价（7分）	操作质量	患者感觉舒适、安全，病情无变化	2		
		程序正确，操作熟练，节力	3		
	人文关怀	护患沟通有效，交流自然、亲切，符合情境	2		

☞ **知识窗**

分级翻身法

分级翻身法是一种系统化的护理技术，旨在根据患者的具体情况和需求，提供个性化的翻身护理，预防压疮和其他并发症。这种方法依据患者的健康状况、移动能力和皮肤状态，将翻身护理分为不同的等级，每个等级对应不同的翻身频率和技术。基本步骤包括：评估患者的风险因素，如皮肤完整性、活动能力和营养状态。根据评估结果，将患者分为低、中、高风险等级。对于低风险患者，通常每4小时翻身一次即可；中风险患者则需要每2小时翻身一次；高风险患者可能需要每1小时翻身一次。翻身时，需使用专业的翻身垫或滑移垫，确保患者身体平稳移动，避免皮肤摩擦和损伤。翻身后，需仔细检查皮肤状况，保持床单干燥和整洁，必要时调整患者姿势，使其感到舒适。分级翻身法的作用在于，通过个性化护理方案，有效预防压疮，减轻患者痛苦，提升舒适度，减少护理人员的劳动强度，并提高护理效率。此方法特别适用于长时间卧床、行动不便的患者，有助于保障患者的皮肤健康，促进早期康复。

✏ **反思日记**

_____

_____

_____

_____

_____

_____

_____

（栾海丽　崔佳佳）

实训 6　特殊口腔护理

▤ **实训目标**

知识目标　掌握特殊口腔护理的操作要领及注意事项。

能力目标　能正确实施特殊口腔护理操作。

素质目标　具有敏锐的观察力，在操作中展现良好的护患沟通的能力、爱伤观念。

【案例导入】

胃肠外科患者庄爷爷，70岁，胃癌术后行口服化疗，近日出现黑便，伴呕血数次入院，入院诊断：胃癌术后。目前患者化疗后骨髓抑制，查血小板：$20 \times 10^9/L$，白细胞$0.64 \times 10^9/L$。任务：请为患者实施口腔护理。

思考：1.实施特殊口腔护理的关键操作步骤有哪些？

2.如何选择口腔擦洗溶液？

3.实施特殊口腔护理的注意事项有哪些？

【实训要点】

1.患者化疗后骨髓抑制，易出血和感染，为保持口腔清洁，预防口腔感染，需进行口腔护理，操作中应多与患者沟通，做好心理护理。

2.正常血小板范围（100～300）$\times 10^9/L$，患者血小板值偏低易出血，操作过程中特别注意动作轻柔，防止损伤出血，同时注意观察有无出血倾向。

【理论回顾】

1.适应证　特殊口腔护理主要适应禁食、高热、昏迷、手术后、鼻饲、口腔疾患、衰弱等生活不能自理的患者。一般2～3次/日，如病情需要，还可增加次数。

2.目的

（1）使患者口腔清洁，促进食欲。

（2）观察口腔黏膜、舌苔、牙龈情况及特殊的口腔气味，提供病情的动态信息，如肝功能不全患者的口腔有肝臭味，提示肝昏迷先兆；再如酮症酸中毒患者口腔有烂苹果味；糖尿病患者的口腔溃疡往往不易痊愈等。

（3）增进患者的舒适感，增加患者与他人沟通的自信心。

3.操作前评估要点

（1）患者口腔状况　①口唇的颜色、有无干裂、出血及疱疹等；②口腔黏膜的湿度，有无溃疡、感染、出血等；③牙龈有无水肿、出血、损伤、牙周病等；④牙齿有无缺损、有无义齿、龋齿、牙垢、牙齿有无松动等；⑤舌的颜色、湿度、活动度、有无肿胀、溃疡及舌面积垢；⑥腭部、扁桃体、悬雍垂有无肿胀、疼痛、分泌物等；⑦口腔有无异味。

（2）患者的病情、意识程度、治疗情况及自理能力。

（3）患者口腔卫生习惯、口腔卫生知识、接受健康教育的能力。

4.常用口腔擦洗溶液

常用口腔擦洗溶液及作用

名称	作用
生理氯化钠溶液	清洁口腔,预防感染
0.08%甲硝唑溶液	用于厌氧菌的感染
朵贝尔溶液(复方硼酸溶液)	抑菌,除臭
0.1%醋酸溶液	用于铜绿假单胞菌感染
2%~3%硼酸溶液	酸性防腐剂,抑菌
1%~3%过氧化氢溶液	遇有机物时,放出新生氧,抗菌除臭
1%~4%碳酸氢钠溶液	碱性药剂,用于真菌感染
0.02%呋喃西林溶液	清洁口腔,广谱抗菌

【实训用物】

治疗盘内置口腔擦洗溶液浸泡的棉球至少16只、镊子、弯血管钳治疗碗、治疗巾、弯盘、压舌板(或一次性口腔护理包);口腔擦洗溶液;吸水管、杯子(盛漱口液);棉签;手电筒;需要时备张口器等;必要时备外用药。

【实训流程】

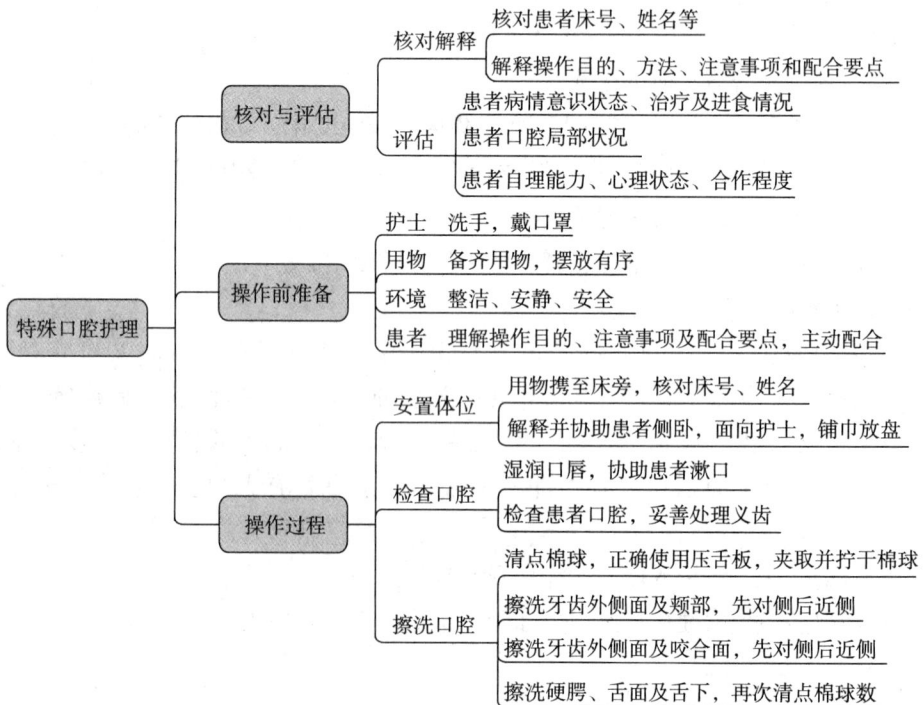

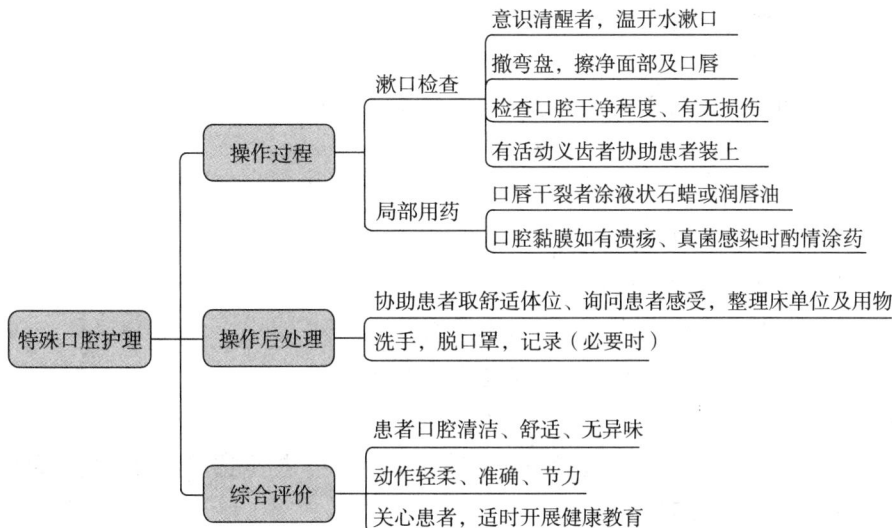

```
                                      意识清醒者，温开水漱口
                              漱口检查  撤弯盘，擦净面部及口唇
                        操作过程            检查口腔干净程度、有无损伤
                                            有活动义齿者协助患者装上
                              局部用药  口唇干裂者涂液状石蜡或润唇油
                                        口腔黏膜如有溃疡、真菌感染时酌情涂药
  特殊口腔护理     操作后处理  协助患者取舒适体位、询问患者感受，整理床单位及用物
                              洗手，脱口罩，记录（必要时）

                              患者口腔清洁、舒适、无异味
                        综合评价  动作轻柔、准确、节力
                              关心患者，适时开展健康教育
```

【注意事项】

1.动作轻柔，钳端应被全部包裹在棉球里，勿直接接触患者口腔黏膜及牙龈，以免造成损伤，凝血功能差的患者尤应注意。

2.棉球不可过湿，以防患者误将溶液吸入呼吸道。

3.一次一个棉球，一个棉球擦一个部位，操作前后清点棉球数量，操作时夹紧棉球，避免将棉球遗留在口腔内。

4.昏迷患者禁忌漱口，需使用张口器时，应从臼齿处放入。牙关紧闭者不可用暴力助其张口，以免造成损伤。

5.有活动义齿者，应取下义齿，用冷水刷洗干净，口腔护理后戴好。义齿禁用热水或乙醇浸泡，以免变色、变形或老化，暂时不用的义齿，可浸于冷水杯中备用，每日更换一次清水。

6.对长期使用抗生素者，注意观察其口腔内有无真菌感染。

7.传染病患者用物按消毒隔离原则处理。

【巩固提升】

参考答案

1.为昏迷患者做口腔护理时，下列方法不正确的是（　　）

A.操作前将患者的义齿取下浸于冷开水中　　　B.从门齿处放入开口器

C.禁止漱口　　　D.清点棉球个数

E.每次夹紧一个棉球并挤出多余水分

2.为昏迷患者护理口腔，防止误吸的措施是（　　）

A.使用开口器时从臼齿放入

31

B.从外向里擦净口腔及牙齿的各面

C.血管钳夹紧棉球，并挤出多蘸的液体

D.长期应用抗生素的患者，注意口腔黏膜有无真菌感染

E.取下的活动性假牙浸泡在冷开水中

3.为禁食患者进行口腔护理的目的是（　　）

A.促进口腔血液循环，增加食欲

B.保持口腔清洁湿润，使患者舒适

C.维持患者自尊自信，建立良好医患关系

D.进行心理护理及卫生宣教，满足患者身心需要

E.协助临床诊断

4.患者，男，34岁，现经口气管插管，口腔pH中性，护士选用0.02%呋喃西林溶液为患者进行口腔护理的作用是（　　）

A.遇有机物放出氧分子杀菌　　　　　B.改变细菌生长的酸碱环境

C.清洁口腔，广谱抗菌　　　　　　　D.防腐生新，促进愈合

E.使蛋白质凝固变性

5.某患者以发热待查入院，体温39℃左右，1天温差在2℃左右，持续5天不退，脉搏96次/分，呼吸23次/分，查体：口腔黏膜干燥，左颊黏膜有一0.2cm×0.2cm的溃疡面，基底潮红，此时患者清洁口腔最佳方法是（　　）

A.早晚刷牙　　　　　　　　　　　　B.进食后漱口

C.用棉签擦拭口腔　　　　　　　　　D.特殊口腔护理

E.用生理氯化钠溶液漱口

【操作视频】

特殊口腔护理

【考核标准】

特殊口腔护理

项目		考核内容	分值	得分	备注
素质要求（5分）		服装、鞋帽整洁，举止端庄，态度亲切	5		
核对与评估（11分）	核对医嘱	核对床号、姓名，正确无误	2		
		解释操作目的、方法、注意事项及配合要点	2		

续表

项目		考核内容	分值	得分	备注
核对与评估（11分）	评估	患者病情、意识状态、治疗及进食情况	2		
		患者口腔局部状况，有无异味，口腔黏膜及牙龈有无损伤，有无义齿等	4		
		患者自理能力、心理状态、合作程度	1		
操作前准备（9分）	护士准备	洗手，戴口罩，熟知该操作相关知识	2		
	用物准备	治疗盘、一次性口腔护理包、压舌板、治疗巾、弯盘、杯子（内盛漱口液）、吸水管、手电筒、棉签、漱口液；必要时备张口器、pH试纸等	3		
	患者准备	理解操作目的、注意事项及配合要点，能够主动配合	2		
	环境准备	整洁、安静、安全	2		
操作过程（63分）	安置体位	用物携至床旁，核对床号、姓名	2		
		解释并协助患者侧卧，面向护士（或平卧，头偏向护士一侧）	3		
		颌下铺治疗巾	3		
		弯盘置于口角旁	3		
		用物摆放有序	3		
	检查口腔	湿润口唇	2		
		清醒患者漱口（昏迷患者除外）	2		
		嘱患者张口，观察口腔黏膜情况（昏迷、牙关紧闭者可使用开口器）	3		
		对有活动义齿者，护士戴手套协助取下活动义齿，浸入冷开水中备用	3		
	擦洗口腔	清点棉球数量，正确使用压舌板	3		
		用镊子夹持棉球，在弯盘上方拧干棉球（不滴水为宜）	4		
		嘱患者咬合上、下牙齿，用压舌板撑开对侧颊部，以弯血管钳夹取棉球擦洗牙齿左外侧面、左颊部、右外侧面、右颊部	8		
		嘱患者张口，擦左上内侧面、左上咬合、左下内侧面、左下咬合面，同法擦洗对侧面	8		
		弧形擦洗硬腭，由内向外擦洗舌面及舌下	8		
		再次清点棉球	2		
	漱口检查	清醒患者漱口（昏迷患者除外），撤弯盘，擦净面部及口唇	2		
		检查口腔是否擦洗干净，有无损伤，有活动义齿者协助患者装上	2		
	局部用药	根据不同情况处理，口腔黏膜如有溃疡、真菌感染时酌情涂药于患处，口唇干裂者可涂液状石蜡或润唇油	2		
操作后处理（4分）		协助患者取舒适体位、询问患者感受，整理床单位及用物	2		
		洗手，脱口罩，记录（必要时）	2		
综合评价（8分）	操作质量	患者口腔清洁、舒适、无异味	2		
		程序正确，动作轻柔、规范，操作熟练	2		
	人文关怀	关心患者，健康教育恰当	4		

☞ **知识窗**

口腔护理在预防脑卒中相关性肺炎中的应用

口腔护理在预防脑卒中相关性肺炎（SAP）中起着关键作用。脑卒中患者住院期间常需要接受各种侵入性操作，如气管插管、气管切开和鼻饲管置入，以改善通气功能和满足营养需求。然而，这些操作可能破坏气管黏膜组织，改变正常气道结构，削弱鼻腔黏膜的过滤作用，为病菌定植创造条件，从而增加SAP的风险。通过在进行侵入性操作前进行口腔护理，增加口腔护理次数，可以有效增强细菌脱离力，减少细菌的黏附量和定植菌数量，而口腔定植菌是脑卒中患者误吸的主要来源之一。此外，机械通气患者口腔分泌物较多，口腔自我清洁和黏膜防御能力下降，容易导致下呼吸道相关并发症。在进行气管插管或口咽通气道置入前，冲洗和擦拭患者口腔，可以明显减少口腔分泌物，从而降低SAP的发生率，缩短患者住院时间，提高整体康复效果。

✐ **反思日记**

_____

_____

_____

_____

_____

_____

（栾海丽　贾斯晗）

实训 7　乙醇（温水）擦浴

📖 **实训目标**

知识目标　掌握乙醇（温水）擦浴法的操作要领及注意事项。

能力目标　能正确规范地为患者实施乙醇（温水）擦浴。

素质目标　养成良好的职业素养，操作中体现人文关怀意识、具有爱伤观念。

【案例导入】

呼吸科患者李先生，50岁。咳嗽、咳痰伴发热4日，诊断为"肺炎"。护士测得患者体温为39.6℃。任务：选择合适的方式为患者降温。

思考：1.该选择何种降温方式为患者降温？

　　　2.降温过程中有哪些注意事项？

【实训要点】

1.患者体温过高，护士应立刻汇报医师，遵医嘱进行相应处理。

2.患者体温高达39.8℃，护士可采用全身冷疗的方式进行降温，即乙醇（温水）擦浴法。

3.物理降温30分钟后需复测体温，并做好交接班和记录。

【理论回顾】

1.冷疗的降温作用　冷直接与皮肤接触，通过传导作用散热，降低体温，如将冰囊置于颈部或腋下。头部用冷，可降低脑细胞的代谢，提高脑组织对缺氧的耐受性，减少脑细胞损害。同时降低头部温度，也可预防脑水肿。

2.冷疗的禁用范围

（1）特殊部位　枕后、耳廓、阴囊等处禁忌用冷，以防冻伤；心前区禁忌用冷，以防反射性心率减慢、心房纤颤、心室纤颤及房室传导阻滞；腹部用冷易导致腹泻；足心禁忌用冷，以防反射性末梢血管收缩而影响散热，或一过性冠状动脉收缩。因此，对高热降温者及心脏病患者应避免足心用冷。

（2）组织损伤者　冷可使血液循环不良，增加组织损伤，影响伤口愈合。特别是大范围组织损伤应禁止用冷。

（3）慢性炎症或深部组织化脓者　因冷可使局部血流减少，妨碍炎症吸收。

（4）血循环障碍情况下　大面积组织受损、感染性休克、微循环明显障碍、皮肤颜色青紫者等均不宜用冷，以防加重微循环障碍，导致组织坏死。

（5）对冷过敏者　用冷时若出现荨麻疹、关节疼痛等过敏症状，应禁忌冷疗。

3.全身用冷法

（1）温水擦浴　适用于体温在39.5℃以上的高热患者的降温，温水无刺激无过敏，患者感觉舒适，尤其对新生儿、婴幼儿的降温更适宜。

（2）乙醇擦浴　乙醇是一种挥发性液体，擦浴时在皮肤上迅速蒸发，吸收和带走机体大量的热，并刺激皮肤血管扩张，因此散热效果较强。但是对血液病患者及新生儿禁忌使用。擦浴的乙醇浓度为25%~30%，温度为30℃，操作步骤及注意事项同温水擦浴。

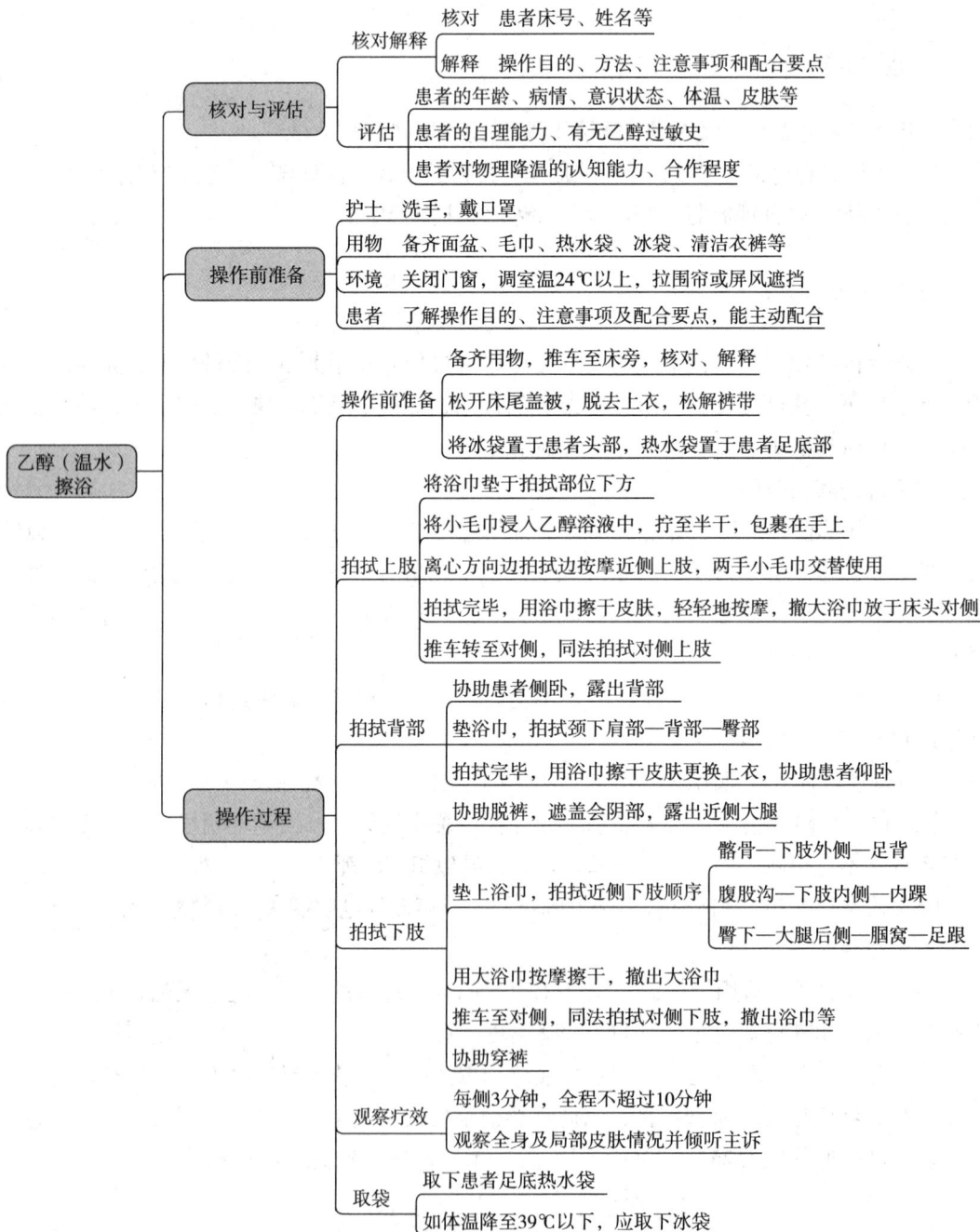

【实训用物】

治疗碗内放25%～35%乙醇溶液200ml、盆内放32～34℃温水2/3满、小毛巾2块、大浴巾、热水袋（内装60～70℃热水装入布套中）、冰袋及布套。酌情备清洁衣裤、大单、便器及屏风（温水拭浴时脸盆内盛2/3满的32～34℃温水）。

【实训流程】

- 乙醇（温水）擦浴
  - 核对与评估
    - 核对解释
      - 核对　患者床号、姓名等
      - 解释　操作目的、方法、注意事项和配合要点
    - 评估
      - 患者的年龄、病情、意识状态、体温、皮肤等
      - 患者的自理能力、有无乙醇过敏史
      - 患者对物理降温的认知能力、合作程度
  - 操作前准备
    - 护士　洗手，戴口罩
    - 用物　备齐面盆、毛巾、热水袋、冰袋、清洁衣裤等
    - 环境　关闭门窗，调室温24℃以上，拉围帘或屏风遮挡
    - 患者　了解操作目的、注意事项及配合要点，能主动配合
  - 操作过程
    - 操作前准备
      - 备齐用物，推车至床旁，核对、解释
      - 松开床尾盖被，脱去上衣，松解裤带
      - 将冰袋置于患者头部，热水袋置于患者足底部
    - 拍拭上肢
      - 将浴巾垫于拍拭部位下方
      - 将小毛巾浸入乙醇溶液中，拧至半干，包裹在手上
      - 离心方向边拍拭边按摩近侧上肢，两手小毛巾交替使用
      - 拍拭完毕，用浴巾擦干皮肤，轻轻地按摩，撤大浴巾放于床头对侧
      - 推车转至对侧，同法拍拭对侧上肢
    - 拍拭背部
      - 协助患者侧卧，露出背部
      - 垫浴巾，拍拭颈下肩部—背部—臀部
      - 拍拭完毕，用浴巾擦干皮肤更换上衣，协助患者仰卧
    - 拍拭下肢
      - 协助脱裤，遮盖会阴部，露出近侧大腿
      - 垫上浴巾，拍拭近侧下肢顺序
        - 髂骨—下肢外侧—足背
        - 腹股沟—下肢内侧—内踝
        - 臀下—大腿后侧—腘窝—足跟
      - 用大浴巾按摩擦干，撤出大浴巾
      - 推车至对侧，同法拍拭对侧下肢，撤出浴巾等
      - 协助穿裤
    - 观察疗效
      - 每侧3分钟，全程不超过10分钟
      - 观察全身及局部皮肤情况并倾听主诉
    - 取袋
      - 取下患者足底热水袋
      - 如体温降至39℃以下，应取下冰袋

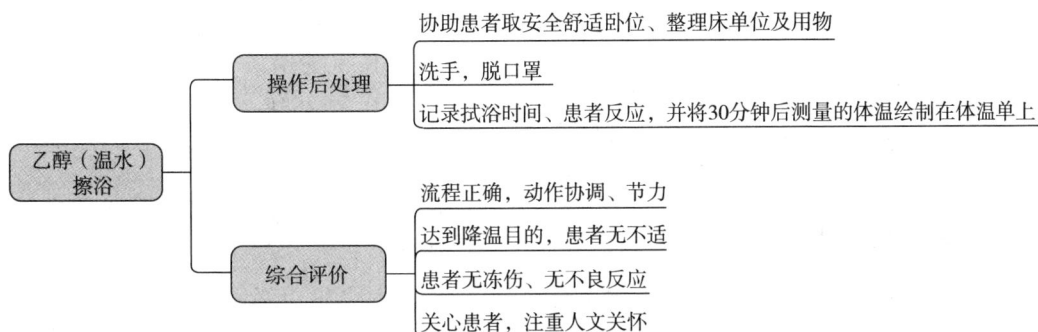

【注意事项】

1.操作中注意保护患者的隐私。

2.擦拭过程中应密切观察患者反应，如出现寒战、面色苍白、脉搏及呼吸异常时，应立即停止擦浴，并报告医生，给予及时处理。

3.擦拭时在腋窝、腹股沟、腘窝等血管丰富处，应稍用力并适当延长时间，以利于促进散热。

4.禁忌擦拭心前区、腹部和足底，避免引起不良反应。

5.操作后30分钟测体温并记录，如体温降至39℃以下，即可取下头部冰袋。

6.新生儿及血液病患者等禁忌乙醇擦浴。

【巩固提升】

参考答案

1.用50%乙醇为患者按摩局部皮肤的目的是（　　）

　　A.消毒皮肤　　　　　　　　　　　　B.润滑皮肤

　　C.降低体温　　　　　　　　　　　　D.去除污垢

　　E.促进血液循环

2.床上擦浴擦洗上肢和胸腹部时，为患者脱穿衣服的正确顺序是（　　）

　　A.先脱近侧，后脱远侧　　　　　　　B.先脱远侧，后脱近侧

　　C.先脱患肢，再脱健肢　　　　　　　D.先穿健肢，后穿患肢

　　E.先穿近侧，后穿远侧

3.患者，女，52岁，左上肢二度烧伤，病区护士为其擦浴，其正确的操作不包括（　　）

　　A.擦浴过程中注意保暖　　　　　　　B.先擦前胸再后背

　　C.脱衣时，先健侧再患侧　　　　　　D.穿衣时，先健侧再患侧

　　E.保护自尊，注意遮挡

4.温水擦浴禁忌部位不包括（　　）

　　A.胸前区　　　　　　　　　　　　　B.腹部

　　C.后颈部　　　　　　　　　　　　　D.足底

　　E.掌心

5.温水擦浴时间不超过（　　）

  A. 40分钟   B. 30分钟

  C. 20分钟   D. 10分钟

  E. 5分钟

【操作视频】

温水拭浴

【考核标准】

乙醇（温水）擦浴

项目		考核内容	分值	得分	备注
素质要求（5分）		服装、鞋帽整洁，举止端庄，态度亲切	5		
核对与评估（11分）	核对医嘱	核对床号、姓名，正确无误	2		
		解释操作目的、方法、注意事项及配合要点	2		
	评估	患者病情、年龄、意识、体温、治疗情况、肢体活动和乙醇过敏史等	4		
		患者局部皮肤情况	2		
		患者心理状况、自理能力及合作程度	1		
操作前准备（10分）	护士准备	洗手，戴口罩	2		
	用物准备	面盆内盛32～34℃温水（或25%～35%的乙醇200～300ml，温度30℃）、小毛巾2块、大毛巾1块、热水袋及布套、冰袋及布套、手消液。必要时准备清洁衣裤、屏风	2		
	患者准备	告知患者及家属乙醇擦浴的目的、方法、注意事项及配合要点，采取安全舒适卧位	2		
	环境准备	病室安静、整洁、安全舒适，光线充足，温湿度适宜，调节室温在24℃以上，关闭门窗，屏风或围帘遮挡	4		
操作过程（56分）	操作前准备	备齐用物，携用物至患者床旁，核对患者信息	2		
		向患者及家属解释操作目的及注意事项	3		
		松开床尾盖被，协助患者脱去上衣，松解裤带	2		
		置冰袋于头部，热水袋于足底（均用套包好）	4		

续表

项目		考核内容	分值	得分	备注
操作过程 （56分）	拍拭上肢	将大毛巾垫于擦拭部位下	4		
		小毛巾浸入乙醇液或温水中，拧至半干，包裹于手上，呈手套状离心方向拍拭	4		
		患者仰卧位，按颈外侧、肩部、上臂外侧、前臂外侧、手背、侧胸、腋窝、上臂内侧、肘窝、前臂内侧、手心的顺序拍拭。拍拭完毕，用大毛巾擦干皮肤，同法拍拭另一侧	8		
	拍拭背部	患者侧卧位，暴露背部，分上、中、下三部分纵向拍拭颈下、背部、臀部。拍拭完毕，用大毛巾擦干皮肤，协助患者穿好上衣	8		
	拍拭下肢	患者仰卧位，脱去近侧裤子，露出一侧下肢，按髂骨、下肢外侧、足背、腹股沟、下肢内侧、内踝、臀下、大腿后侧、腘窝、足跟的顺序拍拭。拍拭完毕，用大毛巾擦干皮肤，同法拍拭另一侧，协助患者穿好裤子，必要时更换清洁衣裤	8		
	观察疗效	每侧3分钟，全程不超过10分钟	5		
		观察全身及局部皮肤情况并倾听主诉	2		
	取袋	擦浴完毕取下足底热水袋	2		
		拭浴30分钟后测体温，若体温降至39℃以下，取下头部冰袋	4		
操作后 处理 （8分）		协助患者取安全舒适卧位、整理床单位及用物	4		
		洗手，脱口罩	2		
		记录拭浴时间、患者反应，并将30分钟后测量的体温绘制在体温单上（必要时）	2		
综合评价 （10分）	操作质量	操作流程正确，动作协调、节力	2		
		达到降温目的，患者无不适	2		
		患者无冻伤、无不良反应	2		
	人文关怀	关心患者，注重人文关怀	4		

☞ **知识窗**

亚低温治疗在治疗中枢性高热患者中的应用

亚低温治疗在处理中枢性高热患者中具有重要的应用价值。中枢性高热常见于重型颅脑损伤等病例，由于中枢神经系统的损伤导致体温调节失调，表现为持续的高热状态，严重时可伴随脑组织损伤。亚低温治疗通过物理降温手段将患者体温控制在30～35℃范围内，有效减少神经细胞的耗氧量，防止组织内酸性代谢产物过多积聚，维护血－脑屏障功能，并降低脑水肿程度，减少继发性损伤。

常规上亚低温治疗仪的使用方法为：冰帽垫于患者头部，冰毯垫于患者肩部，腰背部，臀部，冰毯上垫一中单，将温度传感器置于患者的腋窝中心或者肛周插入4～6cm，而做开颅手术者可将温度传感器放于脑硬膜外，也可将温度传感器放于后鼻孔内，以显示脑温，脑温一般维持在33～35℃。亚低温治疗仪有毯温控制模式和体温控制模式两种模式，可根据患者病情进行选择。在使用亚低温治疗仪的降温方式上还有一种"三明治"降温法：冰毯上铺一床单，使患者卧于冰毯上，在其前胸腹部再覆盖一层床单包裹的冰毯来达到降温。

与传统物理降温相比，亚低温治疗仪能持续监测并动态调整患者体温，减轻了护理工作负担，同时提供更精准的治疗效果，特别是在治疗初期的效果更为显著。

反思日记

（栾海丽　姚启萍）

实训 8　轮椅运送法

实训目标

知识目标　掌握轮椅运送法的操作要领及注意事项。

能力目标　能正确使用轮椅运送患者。

素质目标　具有爱伤观念，在操作中保护患者安全、遵守节力原则。

【案例导入】

骨科患者王奶奶，65岁。外伤后右腿胫骨骨折收治入院，行夹板外固定。任务：请运送患者前往放射科进行X线摄片检查。

思考：1.作为责任护士，该选择何种运送法协助患者前往放射科？

2.运送患者过程中有哪些注意事项？

【实训要点】

1.患者左腿骨折，不能行走但能坐起，所以选用轮椅来运送患者。

2.使用轮椅运送患者时，要关注上、下轮椅过程中的安全，保护好患肢。

3.运送过程中嘱患者扶稳坐好，途中注意保暖。

【理论回顾】

轮椅运送法，适用于只能站立和坐起，不能行走的患者入院、出院、检查、治疗或室外活动，可以帮助患者下床活动，促进血液循环和体力恢复。

1.轮椅的基本结构和功能

（1）轮椅的基本结构

车架：轮椅的主体部分，包括座位、靠背和扶手。

大轮：主要用于推行和方向控制，通常在轮椅后方。

小轮：用于转向和支撑，通常在轮椅前方。

脚踏板：支撑患者的双脚，可以调节高度。

手推圈：安装在大轮上，供患者自行推动轮椅使用。

刹车：用于固定轮椅，防止滑动，通常在大轮附近。

座位和靠背：提供患者坐姿支撑，通常有软垫和防滑设计。

扶手：帮助患者稳定身体，并提供握力支撑。

安全带：用于固定患者，防止跌倒或滑动。

（2）轮椅的功能

移动功能：轮椅的主要功能是帮助行动不便的患者进行室内外移动。

支撑功能：提供稳定的坐姿支撑，帮助患者保持身体平衡。

康复功能：一些轮椅设计有特殊功能，如调节座位角度和高度，辅助康复训练。

独立功能：手动轮椅通过手推圈设计，允许患者独立操作，提高自主性。

舒适功能：软垫座椅和靠背设计，提高患者的舒适度和耐久度。

2.轮椅运送的基本原则

（1）安全第一　为了保证患者安全，操作前需确保轮椅的刹车和轮子功能正常；确保患者在轮椅上的稳定性，使用安全带固定患者；在推行轮椅时，保持适当的速度，避免突然加速或急停。

（2）增进舒适　为了增进患者舒适，可调整脚踏板和座椅高度，确保患者的舒适度；在转移患者时，动作轻柔，避免造成不适或疼痛；转运过程中关注患者感受。

3.技术要点　轮椅运送时需掌握正确的轮椅推行技巧，确保平稳、安全；转弯时保持缓慢，避免急转弯；确保运送路径无障碍物，选择平坦、宽敞的路径，确保顺利送达。

【实训用物】

轮椅、按季节备毛毯、别针，需要时备软枕、外衣等。

【实训流程】

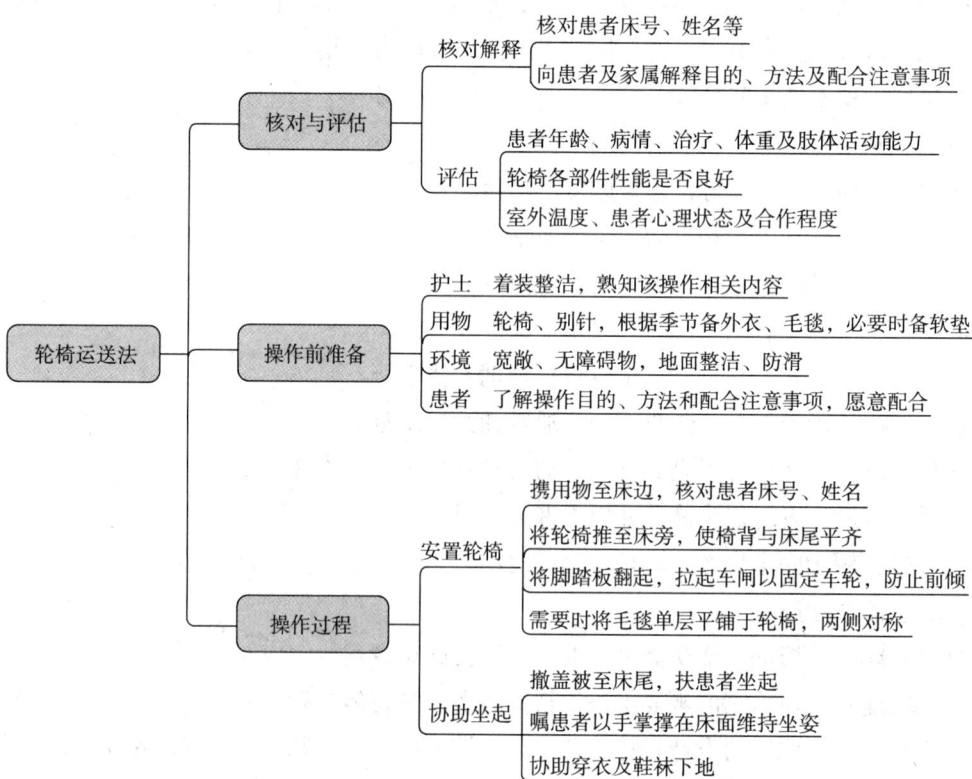

```
轮椅运送法
├─ 核对与评估
│   ├─ 核对解释
│   │   ├─ 核对患者床号、姓名等
│   │   └─ 向患者及家属解释目的、方法及配合注意事项
│   └─ 评估
│       ├─ 患者年龄、病情、治疗、体重及肢体活动能力
│       ├─ 轮椅各部件性能是否良好
│       └─ 室外温度、患者心理状态及合作程度
├─ 操作前准备
│   ├─ 护士　着装整洁，熟知该操作相关内容
│   ├─ 用物　轮椅、别针，根据季节备外衣、毛毯，必要时备软垫
│   ├─ 环境　宽敞、无障碍物，地面整洁、防滑
│   └─ 患者　了解操作目的、方法和配合注意事项，愿意配合
└─ 操作过程
    ├─ 安置轮椅
    │   ├─ 携用物至床边，核对患者床号、姓名
    │   ├─ 将轮椅推至床旁，使椅背与床尾平齐
    │   ├─ 将脚踏板翻起，拉起车闸以固定车轮，防止前倾
    │   └─ 需要时将毛毯单层平铺于轮椅，两侧对称
    └─ 协助坐起
        ├─ 撤盖被至床尾，扶患者坐起
        ├─ 嘱患者以手掌撑在床面维持坐姿
        └─ 协助穿衣及鞋袜下地
```

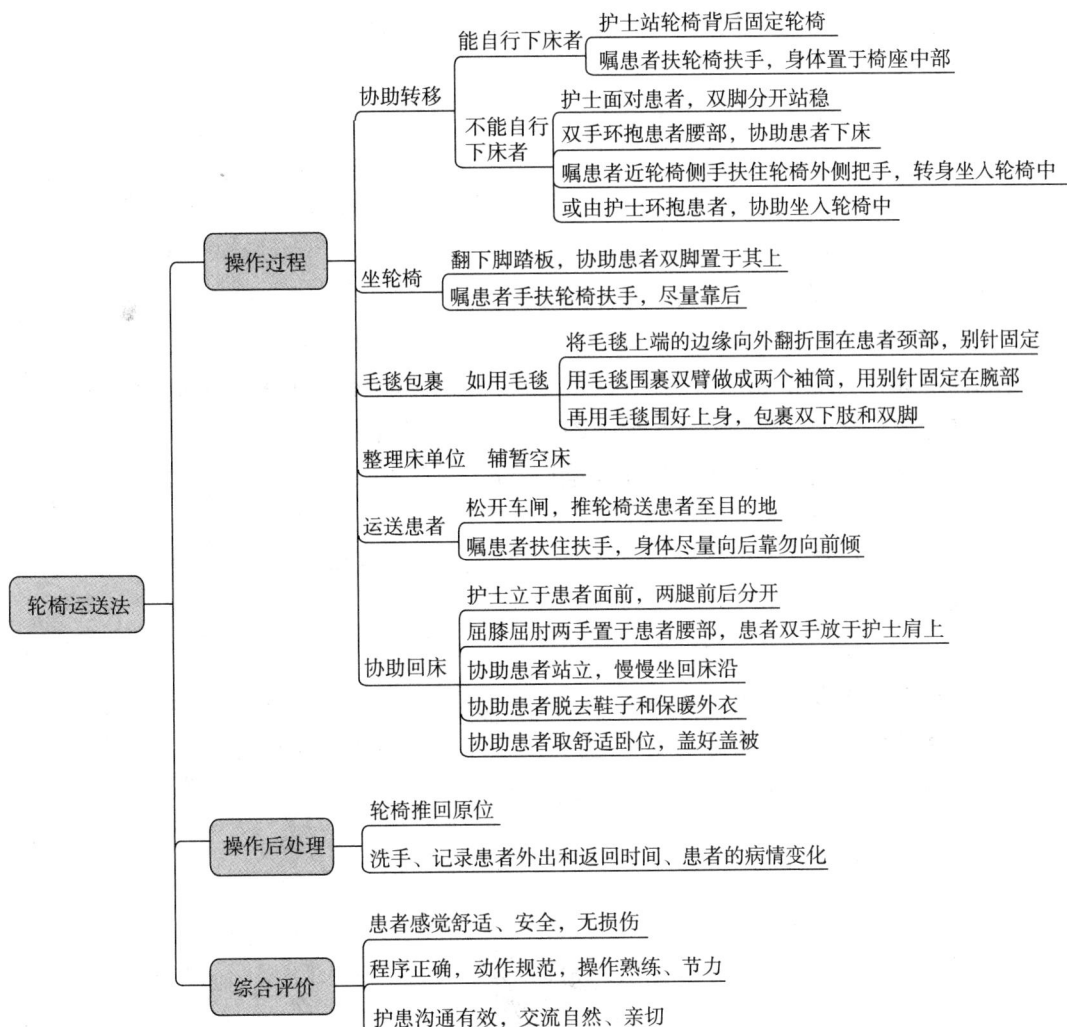

轮椅运送法
├─ 操作过程
│　├─ 协助转移
│　│　├─ 能自行下床者
│　│　│　├─ 护士站轮椅背后固定轮椅
│　│　│　└─ 嘱患者扶轮椅扶手，身体置于椅座中部
│　│　└─ 不能自行下床者
│　│　　├─ 护士面对患者，双脚分开站稳
│　│　　├─ 双手环抱患者腰部，协助患者下床
│　│　　├─ 嘱患者近轮椅侧手扶住轮椅外侧把手，转身坐入轮椅中
│　│　　└─ 或由护士环抱患者，协助坐入轮椅中
│　├─ 坐轮椅
│　│　├─ 翻下脚踏板，协助患者双脚置于其上
│　│　└─ 嘱患者手扶轮椅扶手，尽量靠后
│　├─ 毛毯包裹　如用毛毯
│　│　├─ 将毛毯上端的边缘向外翻折围在患者颈部，别针固定
│　│　├─ 用毛毯围裹双臂做成两个袖筒，用别针固定在腕部
│　│　└─ 再用毛毯围好上身，包裹双下肢和双脚
│　├─ 整理床单位　辅暂空床
│　├─ 运送患者
│　│　├─ 松开车闸，推轮椅送患者至目的地
│　│　└─ 嘱患者扶住扶手，身体尽量向后靠勿向前倾
│　└─ 协助回床
│　　├─ 护士立于患者面前，两腿前后分开
│　　├─ 屈膝屈肘两手置于患者腰部，患者双手放于护士肩上
│　　├─ 协助患者站立，慢慢坐回床沿
│　　├─ 协助患者脱去鞋子和保暖外衣
│　　└─ 协助患者取舒适卧位，盖好盖被
├─ 操作后处理
│　├─ 轮椅推回原位
│　└─ 洗手、记录患者外出和返回时间、患者的病情变化
└─ 综合评价
　├─ 患者感觉舒适、安全，无损伤
　├─ 程序正确，动作规范，操作熟练、节力
　└─ 护患沟通有效，交流自然、亲切

【注意事项】

1.操作前应仔细检查轮椅各部件性能，确保正常使用，保证患者安全。

2.运送过程中注意观察患者病情变化，及时询问患者感受。

3.推轮椅下坡时宜减慢速度，以免患者不适。

4.过门槛时嘱患者头和背后倾，抓住扶手，护士先翘起前轮再继续推行。

5.外出时根据室外温度适当增加衣物，防止着凉。

【巩固提升】

参考答案

1.关于使用轮椅错误的是（　　）

　A.轮椅背与床尾平齐　　　　　　　　　　B.拉起车闸，固定车轮

C.如无车闸，护士站在轮椅后固定　　　　　D.患者手扶轮椅，靠前坐，便于推行

E.下坡要减慢速度

2.护送坐轮椅的患者下坡时应做到（　　）

A.患者的头及背应向后靠　　　　　　　　　B.轮椅往前倾

C.拉上手闸　　　　　　　　　　　　　　　　D.为患者加上安全带

E.护士走在轮椅前面

3.用轮椅接送患者时，轮椅应（　　）

A.放在床尾，面向床头　　　　　　　　　　　B.放在床头，面向床尾

C.放在床旁，椅背靠床沿　　　　　　　　　　D.放在床旁，面向床尾

E.椅面朝向床头，使椅背与床尾平齐

4.扶助患者上下轮椅时，错误的操作是（　　）

A.轮椅椅背与床尾平齐　　　　　　　　　　　B.扶患者坐起，穿袜、鞋

C.护士站在轮椅前固定轮椅　　　　　　　　　D.嘱患者尽量靠后坐

E.嘱患者勿向前倾身

5.护送患者入室，不妥的做法是（　　）

A.能步行的患者嘱其自行去病区　　　　　　　B.不能行走者用轮椅护送

C.病情危重者用平车护送　　　　　　　　　　D.护送中注意保暖

E.有输液、输氧者不能中断

【操作视频】

轮椅运送法

【考核标准】

轮椅运送法

项目		考核内容	分值	得分	备注
素质要求（5分）		衣帽整洁，举止得体，态度和善	5		
核对与评估（10分）	核对医嘱	核对床号、姓名，正确无误	2		
		解释操作目的、方法和配合注意事项	2		
	评估	患者年龄、病情、治疗、体重及肢体活动能力	2		
		轮椅各部件性能是否良好	2		
		室外温度、患者心理状态及合作程度	2		

续表

项目		考核内容	分值	得分	备注
操作前准备（8分）	护士准备	着装整洁	2		
	用物准备	轮椅、别针，根据季节备外衣、毛毯，必要时备软垫	2		
	患者准备	了解操作目的、方法和配合注意事项，愿意配合	2		
	环境准备	环境宽敞，无障碍物，地面防滑	2		
操作过程（65分）	安置轮椅	携用物至床边，核对患者床号、姓名	2		
		将轮椅推至床旁，使椅背与床尾平齐	2		
		将脚踏板翻起，拉起车闸以固定车轮，防止前倾	4		
		将毛毯单层平铺于轮椅，两侧对称	4		
	协助坐起	撤盖被至床尾，扶患者坐起	2		
		嘱患者以手掌撑在床面维持坐姿	2		
		协助穿衣及鞋袜下地	2		
	协助转移	能自行下床者，护士站轮椅背后固定轮椅，嘱患者扶轮椅扶手，身体置于椅座中部；不能自行下床者，由护士协助站起，护士面对患者，双脚分开站稳，双手环抱患者腰部，协助患者下床，嘱患者近轮椅侧手扶住轮椅外侧把手，转身坐入轮椅中，或由护士环抱患者，协助坐入轮椅中	10		
	坐轮椅	翻下脚踏板，协助患者双脚置于其上	4		
		嘱患者手扶轮椅扶手，尽量靠后	4		
	毛毯包裹	将毛毯上端的边缘向外翻折围在患者颈部，别针固定，用毛毯围裹双臂做成两个袖筒，再用别针固定在腕部，再用毛毯围好上身，包裹双下肢和双脚	4		
	整理床单位	铺暂空床	2		
	运送患者	松开车闸，推轮椅送患者至目的地	4		
		嘱患者扶住扶手，身体尽量向后靠勿向前倾	4		
	协助回床	护士立于患者面前，两腿前后分开，屈膝屈肘两手置于患者腰部，患者双手放于护士肩上	6		
		协助患者站立，慢慢坐回床沿	5		
		协助患者脱去鞋子和保暖外衣	2		
		协助患者取舒适卧位，盖好盖被	2		
操作后处理（4分）	轮椅推回原位		2		
	洗手，记录患者外出和返回时间、患者的病情变化		2		
综合评价（8分）	操作质量	患者感觉舒适、安全，无损伤	2		
		程序正确，操作熟练，节力	2		
	人文关怀	护患沟通有效	4		

☞ **知识窗**

轮椅使用者跌倒的预防

　　轮椅使用者跌倒是指在移动过程中意外从轮椅转移到地面或更低的平面，这种现象在轮椅使用者中相当普遍。尽管轮椅安全带能够提供一定的保护，但仍有不少使用者面临跌倒的风险，特别是在轮椅行进过程中，这种情况尤为常见。跌倒事件不仅在生理上对使用者造成瘀伤、骨折和脑震荡等身体伤害，还会增加日常生活的困难和护理成本。此外，跌倒对心理的影响也十分显著，使用者可能因此产生恐惧和情绪低落，而照顾者和家人也可能受到心理创伤。社会参与方面，跌倒可能限制轮椅使用者的社交活动，并带来恢复社交的挑战。为预防跌倒，需从多个方面进行干预：首先，通过增强身体机能和提高认知功能来减少个人因素的风险；其次，进行个性化轮椅适配和居家环境改造，改善公共设施以优化物理环境；此外，还应在临床上为轮椅使用者提供个性化的使用指导，并对看护者进行培训。针对日常作业活动，指导轮椅使用者学会评估活动的安全性，并简化步骤以降低跌倒风险。这些综合措施能够有效减少轮椅使用者的跌倒事件，提高其生活质量和安全性。

✍ **反思日记**

_____

_____

_____

_____

_____

_____

_____

（栾海丽　贾斯晗）

实训 9　平车运送法

📖 **实训目标**

　　知识目标　掌握平车运送法的操作要领及注意事项。

　　能力目标　能正确使用平车运送患者。

　　素质目标　具有爱伤观念，在操作中保护患者安全、遵守节力原则。

【案例导入】

骨科患者刘先生，28岁，因从高处坠落导致腰椎骨折。医嘱：腰部X线摄片检查。任务：作为责任护士，请运送患者前往放射科。

　　思考：1.该选择何种运送法协助患者前往放射科？

　　　　　2.应如何搬运患者？搬运患者过程中有哪些注意事项？

　　　　　3.如果怀疑患者颈椎骨折，应如何搬运患者？

【实训要点】

1.患者腰椎损伤，宜选用平车运送法。

2.为保护腰椎，需在平车上垫木板、固定好患者腰部，或使用硬担架。

3.搬运患者上下平车时宜选用四人搬运法，四人动作需协调一致。

4.搬运过程中，妥善管理输液管、引流管等，防止管道扭曲或受压。

5.一名护士立于患者头侧，严密监测病情变化。

【理论回顾】

1.目的　平车运送法用于不能起床的患者去手术室、特殊检查或治疗等。

2.移动患者至平车上　根据患者的病情和体重，移动的方法有挪动法、一人协助搬运和多人协助搬运等。

（1）挪动法　适用于病情较轻，能够自行或配合移动身体的患者。①移开床旁桌、椅；推平车紧靠床边，调整平车高度与床平行；②固定平车或护士在旁抵住平车，协助患者按上身、臀部、下肢顺序向平车挪动，使患者卧于舒适位置。回床时，先助其移动下肢，再移动上半身，如有导管应安置妥当，防止脱落及扭曲。

（2）一人搬运法　适用于患儿及病情许可，体重较轻者。①将平车推至床尾，使平车头端与床尾成钝角，固定平车，松开患者盖被；②护士站在钝角内的床边，一只手臂从患者腋下伸至肩部外侧，另一手臂伸入患者臀部，患者双臂交叉依附于护士颈部；③护士抱起患者，移步转身，将患者轻轻放于平车上，盖好盖被。

（3）二人搬运法　适用于病情较轻，但不能自己活动、体重较重者。①平车放置同一人搬运法；②松开盖被，将患者上肢交叉置于胸前；③护士甲托住患者颈肩部与腰部，护士乙托住臀部与腘窝处，两人同时抬起患者并使其靠近护士的身体，平稳地移向平车。

（4）三人搬运法　适用于病情较轻，但不能自己活动、体重又较重者。①平车放置同一人搬运法；②松开盖被，将患者上肢交叉置于胸前；③护士甲托住患者的头颈、肩背部，乙托住腰、臀部，丙托住腘窝、腿部之后，由中间一人喊口令，同时抬起患者，并使之身体紧贴搬运者身体,动作协调、合力将患者移至平车上。

（5）四人搬运法　适用于颈椎、腰椎骨折或病情危重患者。①移开床旁桌、椅,将平车紧靠床边与床平行。在患者腰、臀下铺中单,中单应选择布质牢固的,保证搬运时患者的安全;②四位护士分别站于床的四个面,甲站于床头,托住患者的头和肩部,乙站于床尾托住患者的两腿,丙和丁分别站在病床及平车的两侧;③四人抓紧中单四角,由一人发出指令,同时抬起患者,轻轻将患者放在平车中央。如是颈椎损伤或疑似损伤患者,搬运时保持头部中立位,平卧时去枕,头下可垫软或厚毛巾,保持颈部过伸状态。搬运后在头颈或腰椎两侧用枕头、沙袋、衣物等固定,防止颈、腰椎错位以及脊髓损伤,导致患者发生残疾甚至生命危险。

【实训用物】

平车（各部件性能良好,车上置以被单和橡胶单包好的垫子和枕头）,带套的毛毯或棉被。如为骨折患者,应有木板垫于平车上,并将骨折部位固定稳妥;如为颈椎、腰椎骨折患者或病情较重的患者,应备有帆布中单或布中单。

【实训流程】

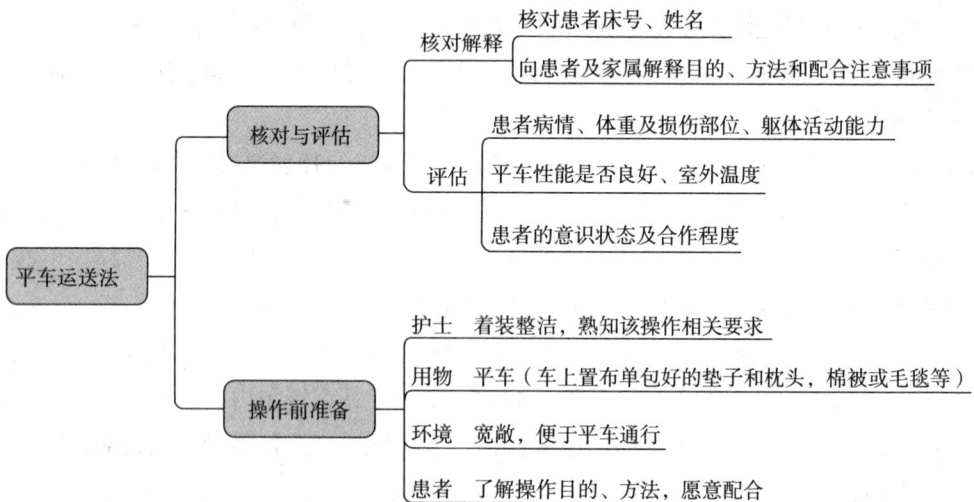

平车运送法

核对与评估
- 核对解释
  - 核对患者床号、姓名
  - 向患者及家属解释目的、方法和配合注意事项
- 评估
  - 患者病情、体重及损伤部位、躯体活动能力
  - 平车性能是否良好、室外温度
  - 患者的意识状态及合作程度

操作前准备
- 护士　着装整洁,熟知该操作相关要求
- 用物　平车（车上置布单包好的垫子和枕头,棉被或毛毯等）
- 环境　宽敞,便于平车通行
- 患者　了解操作目的、方法,愿意配合

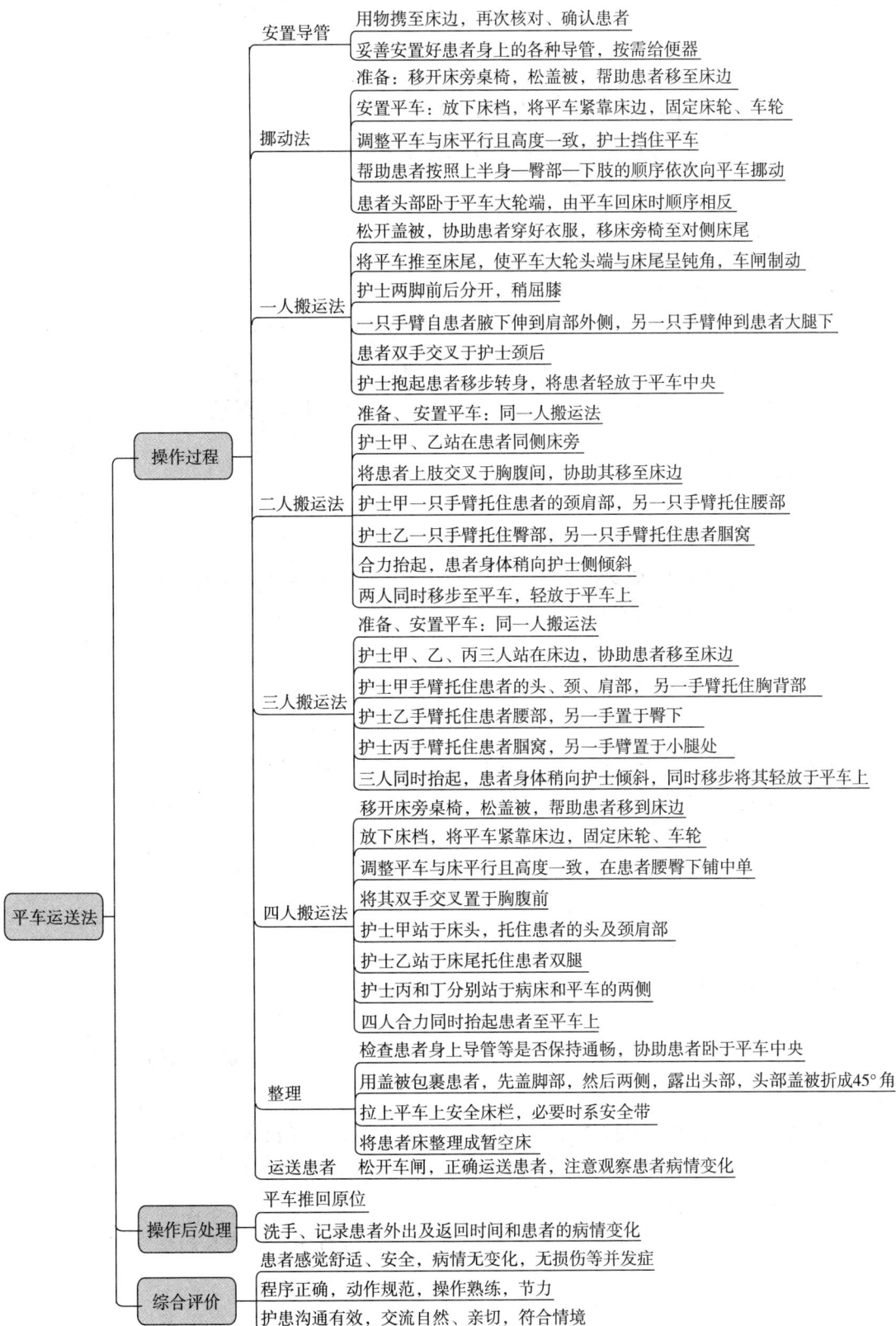

平车运送法
- 操作过程
  - 安置导管
    - 用物携至床边，再次核对、确认患者
    - 妥善安置好患者身上的各种导管，按需给便器
  - 挪动法
    - 准备：移开床旁桌椅，松盖被，帮助患者移至床边
    - 安置平车：放下床档，将平车紧靠床边，固定床轮、车轮
    - 调整平车与床平行且高度一致，护士挡住平车
    - 帮助患者按照上半身—臀部—下肢的顺序依次向平车挪动
    - 患者头部卧于平车大轮端，由平车回床时顺序相反
  - 一人搬运法
    - 松开盖被，协助患者穿好衣服，移床旁椅至对侧床尾
    - 将平车推至床尾，使平车大轮头端与床尾呈钝角，车闸制动
    - 护士两脚前后分开，稍屈膝
    - 一只手臂自患者腋下伸到肩部外侧，另一只手臂伸到患者大腿下
    - 患者双手交叉于护士颈后
    - 护士抱起患者移步转身，将患者轻放于平车中央
  - 二人搬运法
    - 准备、安置平车：同一人搬运法
    - 护士甲、乙站在患者同侧床旁
    - 将患者上肢交叉于胸腹间，协助其移至床边
    - 护士甲一只手臂托住患者的颈肩部，另一只手臂托住腰部
    - 护士乙一只手臂托住臀部，另一只手臂托住患者腘窝
    - 合力抬起，患者身体稍向护士侧倾斜
    - 两人同时移步至平车，轻放于平车上
  - 三人搬运法
    - 准备、安置平车：同一人搬运法
    - 护士甲、乙、丙三人站在床边，协助患者移至床边
    - 护士甲手臂托住患者的头、颈、肩部，另一手臂托住胸背部
    - 护士乙手臂托住患者腰部，另一手置于臀下
    - 护士丙手臂托住患者腘窝，另一手臂置于小腿处
    - 三人同时抬起，患者身体稍向护士倾斜，同时移步将其轻放于平车上
  - 四人搬运法
    - 移开床旁桌椅，松盖被，帮助患者移到床边
    - 放下床档，将平车紧靠床边，固定床轮、车轮
    - 调整平车与床平行且高度一致，在患者腰臀下铺中单
    - 将其双手交叉置于胸腹前
    - 护士甲站于床头，托住患者的头及颈肩部
    - 护士乙站于床尾托住患者双腿
    - 护士丙和丁分别站于病床和平车的两侧
    - 四人合力同时抬起患者至平车上
  - 整理
    - 检查患者身上导管等是否保持通畅，协助患者卧于平车中央
    - 用盖被包裹患者，先盖脚部，然后两侧，露出头部，头部盖被折成45°角
    - 拉上平车上安全床栏，必要时系安全带
    - 将患者床整理成暂空床
  - 运送患者：松开车闸，正确运送患者，注意观察患者病情变化
- 操作后处理
  - 平车推回原位
  - 洗手、记录患者外出及返回时间和患者的病情变化
- 综合评价
  - 患者感觉舒适、安全，病情无变化，无损伤等并发症
  - 程序正确，动作规范，操作熟练，节力
  - 护患沟通有效，交流自然、亲切，符合情境

49

【注意事项】

1.搬运时注意动作轻稳、准确，确保患者安全、舒适。

2.搬运过程中，注意观察患者的病情变化，避免造成损伤或引起并发症。

3.搬运骨折患者时，车上需垫木板，并固定好骨折部位；搬运颈椎损伤患者头部应保持中立位。

4.保证患者输液、吸氧等持续性治疗不中断。

5.患者头部应卧于大轮端。

6.推平车行进过程中患者头部始终处于较高位置，以减轻患者不适。

7.推行中，平车小轮端在前，转弯灵活，车速要适宜，确保患者安全、舒适。

8.告知患者在搬运过程中，如感不适立刻向护士说明，防止意外发生。

参考答案

【巩固提升】

1.一人搬运法，不正确的叙述是（　　）

　　A.适用于体重较轻的患者　　　　　　　　B.推平车与床平齐

　　C.护士两手分别置患者腋下和大腿下　　　D.患者双臂交叉于护士颈后

　　E.托起患者，轻放于平车上

2.平车上下坡时，患者头部应在高处一端的主要目的是（　　）

　　A.以免血压下降　　　　　　　　　　　　B.以免呼吸不畅

　　C.以免头部充血不适　　　　　　　　　　D.以防坠车

　　E.有利于与患者交谈

3.骨折患者需用平车搬运至CT室检查，不正确的操作方法是（　　）

　　A.根据体重采用单人搬运　　　　　　　　B.护士在患者头侧推车

　　C.患者头部卧于平车大轮端　　　　　　　D.输液不能中断

　　E.注意保暖避免受凉

4.四人搬运患者上下平车（　　）

　　A.平车与床边平齐　　　　　　　　　　　B.平车尾端与床头成锐角

　　C.平车尾端与床头成钝角　　　　　　　　D.平车头端与床尾成锐角

　　E.平车头端与床尾成钝角

5.患者，男，45岁。因腰椎骨折，进行X线摄片检查时需搬运至平车上。平车放置的正确位置是（　　）

　　A.头端与床头呈钝角　　　　　　　　　　B.头端与床头呈锐角

　　C.尾端与床尾呈钝角　　　　　　　　　　D.尾端与床尾相接

　　E.平车紧靠床边

【操作视频】

平车运送法

【考核标准】

平车运送法

项目		考核内容	分值	得分	备注
素质要求（5分）		衣帽整洁，举止得体，态度和善	5		
核对与评估（7分）	核对解释	核对床号、姓名，正确无误	2		
		解释操作目的、方法和配合注意事项	2		
	评估	患者一般情况、损伤部位、体重与躯体活动能力	1		
		平车性能，室外温度	1		
		患者的意识状态及合作程度	1		
操作前准备（4分）	护士准备	着装整洁	1		
	用物准备	备齐用物，摆放有序	1		
	患者准备	愿意配合	1		
	环境准备	宽敞，无障碍物，地面防滑	1		
操作过程（72分）	安置导管	用物携至床边，再次核对、确认患者	2		
		妥善安置好患者身上的各种导管，按需给便器	4		
	搬运患者（挪动法）	准备：移开床旁桌椅，松盖被，帮助患者移至床边	2		
		安置平车：放下床挡，将平车紧靠床边，固定床轮、车轮	2		
		调整平车与床平行且高度一致	2		
		挪动上车：护士抵住平车，帮助患者按照上半身—臀部—下肢的顺序依次向平车挪动，由平车回床时顺序相反，应先挪动下肢，再挪动臀部、上半身，患者头部卧于平车大轮端	4		
	搬运患者（一人搬运法）	准备：松开盖被，协助患者穿好衣服	2		
		安置平车：移床旁椅至对侧床尾	2		
		将平车推至床尾，使平车大轮头端与床尾呈钝角，车闸制动	2		
		搬运患者：护士两脚前后分开，稍屈膝，一手臂自患者腋下伸到肩部外侧，另一只手臂伸到患者大腿下，患者双手交叉于护士颈后，护士抱起患者移步转身，将患者轻放于平车中央	4		

续表

项目		考核内容	分值	得分	备注
操作过程 （72分）	搬运患者 （二人 搬运法）	准备、安置平车：同一人搬运法	4		
		移动患者：护士甲、乙站在患者同侧床旁，将患者上肢交叉于胸腹间，协助其移至床边，护士甲一只手臂托住患者的颈肩部，另一只手臂托住腰部，护士乙一只手臂托住臀部，另一只手臂托住患者腘窝，合力抬起，患者身体稍向护士侧倾斜，两人同时移步至平车，轻放于平车上	4		
	搬运患者 （三人 搬运法）	准备、安置平车：同一人搬运法	4		
		移动患者：护士甲、乙、丙三人站在床边，协助患者移至床边，护士甲一手臂托住患者的头、颈、肩部，另一手臂托住胸背部，护士乙一手臂托住患者腰部，另一手置于臀下，护士丙一手臂托住患者腘窝，另一手臂置于小腿处，三人同时抬起，使患者头处于高位，身体稍向护士倾斜，同时移步将其轻放于平车上	4		
	搬运患者 （四人 搬运法）	准备：移开床旁桌椅，松盖被，帮助患者移到床边	2		
		安置平车：放下床挡，将平车紧靠床边，固定床轮、车轮	2		
		调整平车与床平行且高度一致，垫中单：在患者腰臀下铺中单，将其双手交叉置于胸腹前，护士甲站于床头，托住患者的头及颈肩部，护士乙站于床尾托住患者双腿，护士丙和丁分别站于病床和平车的两侧，四人合力同时抬起患者至平车上	4		
	整理	确保导管通畅，患者卧于平车中央	2		
		盖被包裹方法正确，拉好床挡，系好安全带	4		
		铺暂空床	2		
	运送患者	推平车（进出病房、上下坡、过门槛等）方法正确	4		
		推平车姿势正确，注意节力	4		
		注意观察患者病情变化	4		
		护患沟通良好	2		
操作后 处理 （4分）		平车归位	2		
		洗手，记录患者外出和返回时间、患者的病情变化	2		
综合评价 （8分）	操作质量	患者感觉舒适、安全，无损伤	2		
		程序正确，操作熟练，节力	2		
	人文关怀	关爱患者，护患沟通有效	4		

☞ **知识窗**

一次性滑移垫

一次性滑移垫是由一次性滑动布套组成的滑移垫、一次性中单、吸水垫构成；滑移垫既可单独使用，也可与一次性中单（床单）配合使用。适用于手术室/急诊/ICU/病房/CT室/X线室/康复室等科室，医护人员将患者在手术台/病床/推车/CT台/X线检查台之间过床，以及康复或重患者护理中，患者被移位/侧身/清洁等。一次性滑移垫具有以下优势。

（1）不再费神费力　滑移垫仅需1~2人即可将患者过床，代替原来需4~5人才能完成的工作，省力省时，可以大大减轻医护人员劳动强度。

（2）"患者不动式"过床　骨折、手术后患者因为病痛或术后带有引流管等，往往不能搬动或触碰，一次性滑移垫与中单或床单配合使用，拉动中单或床单将患者过床，类似传送带转移物品，传送带一直转动，但放在上面物品是保持不动的，患者完全不被搬动或触碰，即可平稳安全地被转移。

✐ **反思日记**

_____

_____

_____

_____

_____

_____

（栾海丽　朱　丹）

情境三 病情观察技术

【概述】

医院是进行疾病诊断和治疗的重要场所，准确的病情观察是确保患者得到及时、有效治疗的基础。病情观察技术主要包括生命体征测量技术和标本采集技术，通过这些技术的科学应用，可以实时了解患者的健康状况，及时发现病情变化，为诊疗提供重要依据。而医院病情观察的准确性不仅依赖于先进设备，更依赖于护理人员的专业知识和技术水平。护理人员必须掌握并严格执行病情观察的技术规范，确保数据的准确性和可靠性，提升整体护理质量，促进患者的康复。

1. 生命体征测量技术 包括对患者的体温、脉搏、呼吸、血压等基本指标的监测，这些指标是评估患者生命状态和疾病进展的重要依据。生命体征受大脑皮质控制，是机体内在活动的一种客观反映，是衡量机体身心状况的可靠指标。正常人生命体征在一定范围内相对稳定，变化很小且相互之间存在内在联系。而在病理情况下，其变化极其敏感。护士通过认真仔细地观察生命体征，可以获得患者生理状态的基本资料，了解机体重要脏器的功能活动情况，了解疾病的发生、发展及转归，为预防、诊断、治疗及护理提供依据。因此，正确掌握生命体征的观察技能与护理是临床护理中极为重要的内容之一。

2. 标本采集技术 标本检验是指通过实验室技术和方法对标本进行检测，为临床医生提供诊断和治疗疾病的客观依据。标本检验结果的准确性直接影响到患者的疾病诊断、治疗和抢救，而检测结果的准确性又与标本的质量密切相关。因此，掌握正确的标本采集方法极为重要，是护士必须熟练掌握的基本知识和技能之一。

实训 10 生命体征测量

实训目标

知识目标 掌握体温、脉搏、呼吸、血压的正常值、测量步骤及测量时的注意事项。

能力目标 能准确测得患者的体温、脉搏、呼吸和血压值；能正确处理体温、脉搏、呼吸和血压值的异常情况。

素质目标 养成良好的职业素养，能有效地与患者沟通交流；具有严谨慎独的工作态度、敏锐的观察力，在操作中展现良好的护患沟通的能力、爱伤观念。

【案例导入】

普外科患者李阿姨，55岁，左乳癌行"左乳改良根治术"，术后病理诊断：左乳腺浸润性导管癌。现为术后第二天，医嘱：生命体测量qid。任务：为李阿姨测量生命体征。

思考：1.应如何安排体温、脉搏、呼吸、血压测量的顺序与部位？

2.实施生命体征测量有哪些关键的操作步骤？

3.实施生命体征测量的注意事项有哪些？

【实训要点】

1.患者为左乳癌改良根治术后，左侧肢体可能有手术创口和引流管，不便于夹取体温计；且由于淋巴结清扫，左侧肢体易发生淋巴水肿，应避免血压计袖带的压迫。因此，应选择右侧肢体测量血压和体温。

2.准确测得患者的生命体征数值，如重点关注体温值、血压值，反映患者有无术后感染或出血，为疾病的诊断、治疗和护理提供依据。

【理论回顾】

体温、脉搏、呼吸和血压是机体内在活动的客观反映，是判断机体健康状态的基本指征，临床称之为生命体征。生命体征是机体内在活动的客观反映，是衡量机体身心状况的可靠指标。护士通过认真仔细地观察生命体征，可以获得患者生理状态的基本资料，了解机体重要脏器的功能及疾病的发生、发展及转归，为预防、诊断、治疗及护理提供依据。因此，生命体征的观察是护士应掌握的最基本的专业实践技能之一。

1.体温

（1）成人正常体温范围　人体温度有一定的范围。一般以口腔、直肠和腋窝的体温为代表，其中直肠体温最接近体核温度。成年人体温平均值及正常范围：口腔舌下温度为37℃（范围36.3～37.2℃）；腋下温度为36.5℃（范围36.0～37.0℃）；直肠温度为37.5℃（范围36.5～37.7℃）。

（2）体温过高　是指机体体温升高超过正常范围，一般而言，当腋下温度超过37℃或口腔温度超过37.3℃，一昼夜体温波动在1℃以上可称为体温过高。体温过高可分为感染性和非感染性两大类，以前者为多见。临床上以口腔温度为例，发热程度可划分为低热37.3～38.0℃；中等热38.1～39.0℃；高热39.1～41.0℃；超高热41℃以上。

（3）常见的热型　各种体温曲线的形态称为热型。某些发热性病具有特殊的热型，加强观察有助于疾病的诊断。但须注意，由于目前抗生素的广泛使用（甚至滥用或应用不当）使热型变得不典型。常见热型有以下四种。

①稽留热：体温升高达39℃以上，持续数天或数周，日差不超过1℃。见于肺炎双球菌肺炎、伤寒、副伤寒等患者。

②弛张热：体温在39℃以上，24小时内体温差达1℃以上，最低体温仍超过正常。见于败血症、风湿热、肝脓肿等患者。

③间歇热：发热与无热交替出现。发热时体温骤然上升达39℃以上，且伴畏寒，持续数小时或更长时间后下降至正常，间隔数小时或数日再次发热。见于疟疾等患者。

④不规则热：体温在一日内变化无规则，持续时间不定。见于流行性感冒、肿瘤性发热等情况。

2.脉搏

（1）正常脉搏

①脉率：即每分钟脉搏搏动的次数。成年人在安静时，脉搏为60～100次/分。健康人的脉率和心率是一致的。当脉率微弱难以测得时，应测心率。

②脉律：即脉搏的节律性。正常脉搏的节律是有规则、均匀的搏动，间隔时间相等，在一定程度上反映了心脏的功能。

③脉搏的强弱：它取决于动脉的充盈程度、动脉管壁的弹性和脉压大小。正常时脉搏强弱一致。

④动脉管壁的弹性：正常的动脉管壁光滑柔软，有一定的弹性。

（2）脉率异常

①速脉：成年人脉率超过100次/分，称为速脉。见于发热、休克、大出血前期等患者。

②缓脉：成年人脉率低于60次/分，称为缓脉。见于颅内压增高，房室传导阻滞、洋地黄中毒等患者。

（3）节律异常

①间歇脉：在一系列正常均匀的脉搏中，出现一次提前而较弱的搏动，其后有一较正常延长的间歇，规律的间歇脉有二联律、三联律。多见于心肌病、心肌梗死、洋地黄中毒的患者；偶发间歇脉可见于健康人。

②脉搏短绌：即在同一单位时间内，脉率少于心率。其特点为心律完全不规则，心率快慢不一，心音强弱不等。见于心房纤维颤动的患者。

（4）强弱异常

①洪脉：当心排血量增加，动脉充盈度和脉压较大时，脉搏大而有力，称洪脉。见于高热、甲状腺功能亢进等高代谢状态的患者。

②丝脉：当心排血量减少，动脉充盈度降低，脉搏细弱无力，扪之如细丝，称丝脉。见于大出血、休克、主动脉瓣狭窄、心力衰竭等患者。

③交替脉：节律正常而一强一弱交替改变的脉搏。由于心肌受损，心室收缩强弱交替所引起。见于高血压性心脏病、冠心病等患者。

④奇脉：吸气时脉搏显著减弱，甚至消失，称奇脉。奇脉是心脏压塞的重要体征之一，心脏压塞时，吸气时胸腔负压增大使肺循环血容量增加，但因心脏舒张受限，体循环向右心室的回流量不能相应增加，使肺循环流入左心的血量减少，左心室搏出量则减少。见于心包积液和缩窄性心包炎患者。

3.呼吸

（1）正常呼吸　频率和深度均匀平稳，有节律的起伏，一吸一呼为一次呼吸。成年人安静时16~20次/分，呼吸率与脉率之比约为1：4。男性及儿童以腹式呼吸为主，女性以胸式呼吸为主。

（2）频率异常

①呼吸增快：呼吸频率增快，成年人超过24次/分，称呼吸增快或气促。见于缺氧、高热、疼痛等患者。

②呼吸减慢：呼吸频率减少，成年人少于10次/分，称呼吸减慢。见于颅内肿瘤、麻醉药和安眠药中毒患者等。

（3）节律异常

①潮式呼吸：又称陈-施（Cheyne-Stokes）呼吸，是一种周期性的呼吸异常。其特点是开始呼吸浅慢，以后逐渐加快加深，达高潮后，又逐渐变浅变慢，而后呼吸暂停数秒（5~30秒），再次出现上述状态的呼吸。如此周而复始，其呼吸运动呈潮水涨落般的状态，故称潮式呼吸，见于脑出血、颅内压增高患者。

②间断呼吸：又称毕奥（Biot）呼吸。表现为呼吸和呼吸暂停现象交替出现。其特点是有规律的呼吸几次后，突然停止，间断短时间后又开始呼吸。如此反复交替出现，见于颅内病变、呼吸中枢衰竭患者。

（4）深度异常

①深度呼吸：又称库斯莫（Kussmaul）呼吸，是一种深而规则的大呼吸。见于尿毒症、糖尿病等引起的代谢性酸中毒。

②浅快呼吸：是一种浅表而不规则的呼吸。见于胸壁疾病或外伤，有时呈叹息样呼吸，见于濒死患者。

（5）音响异常

①蝉鸣样呼吸：即吸气时有一种高音调的音响，多由于声带附近阻塞，使空气进入发生困难所致。常见于喉头水肿、痉挛、喉头有异物等患者。

②鼾声呼吸：由于气管或支气管有较多的分泌物蓄积，使呼气时发出粗糙的鼾声。多见于深昏迷患者。

（6）呼吸困难　患者主观上感到空气不足，呼吸费力；客观上可见呼吸用力，张口抬肩，鼻翼扇动，辅助呼吸肌也参加呼吸运动，呼吸频率、深度、节律也有改变，可出现发绀。根据表现临床上可分为以下几种。

①吸气性呼吸困难：吸气费力，吸气时间明显长于呼气时间，辅助呼吸肌收缩增强，出现三凹征（胸骨上窝、锁骨上窝、肋间隙凹陷）。见于喉头水肿、喉头异物。

②呼气性呼吸困难：呼气费力，呼气时间明显长于吸气时间。多见于支气管哮喘、肺气肿患者。

③混合性呼吸困难：吸气和呼气均费力，呼吸的频率增加而表浅。多见于肺部感染和肺水肿、胸膜炎、气胸、心功能不全患者。

7.血压

（1）正常血压值 血压通常以肱动脉血压为标准。正常成年人安静时收缩压为12～18.53kPa（90～139mmHg）；舒张压为8～11.87kPa（60～89mmHg）；脉压为4～5.33kPa（30～40mmHg）。

（2）生理性变化的相关因素

①年龄和性别：血压随年龄的增长而增高，新生儿血压最低，小儿血压比成年人低。中年前女性血压比男性稍低，中年以后差别较小。

②昼夜和睡眠：一般傍晚血压高于清晨；过度劳累或睡眠不佳时，血压稍升高。

③环境：受寒冷刺激血压可上升，在高温环境中血压可略下降。

④部位：一般右上肢血压高于左上肢1.33～2.66kPa（10～20mmHg），下肢血压比上肢高2.66～5.32kPa（20～40mmHg）（如用上肢袖带测量）。

⑤其他：心理紧张、恐惧、害怕、兴奋及疼痛等精神状态的改变，易致收缩压升高，而舒张压无变化。此外，饮食、吸烟、饮酒、应用药物等也会影响血压值。

（3）异常值

①高血压：成年人收缩压持续≥18.67kPa（140mmHg），和（或）舒张压持续≥12kPa（90mmHg）。

②低血压 成人收缩压<12kPa（90mmHg），舒张压<8kPa（60mmHg）。常见于休克、大量失血、急性心力衰竭患者等。

③脉压异常

脉压增大：见于主动脉瓣关闭不全，主动脉硬化患者等。

脉压减小：可见于心包积液、缩窄性心包炎患者等。

【实训用物】

治疗碗内置已消毒好的体温计（检查体温计完好，汞柱在35℃以下）、血压计、听诊器、弯盘、纱布、笔、记录本、挂表。

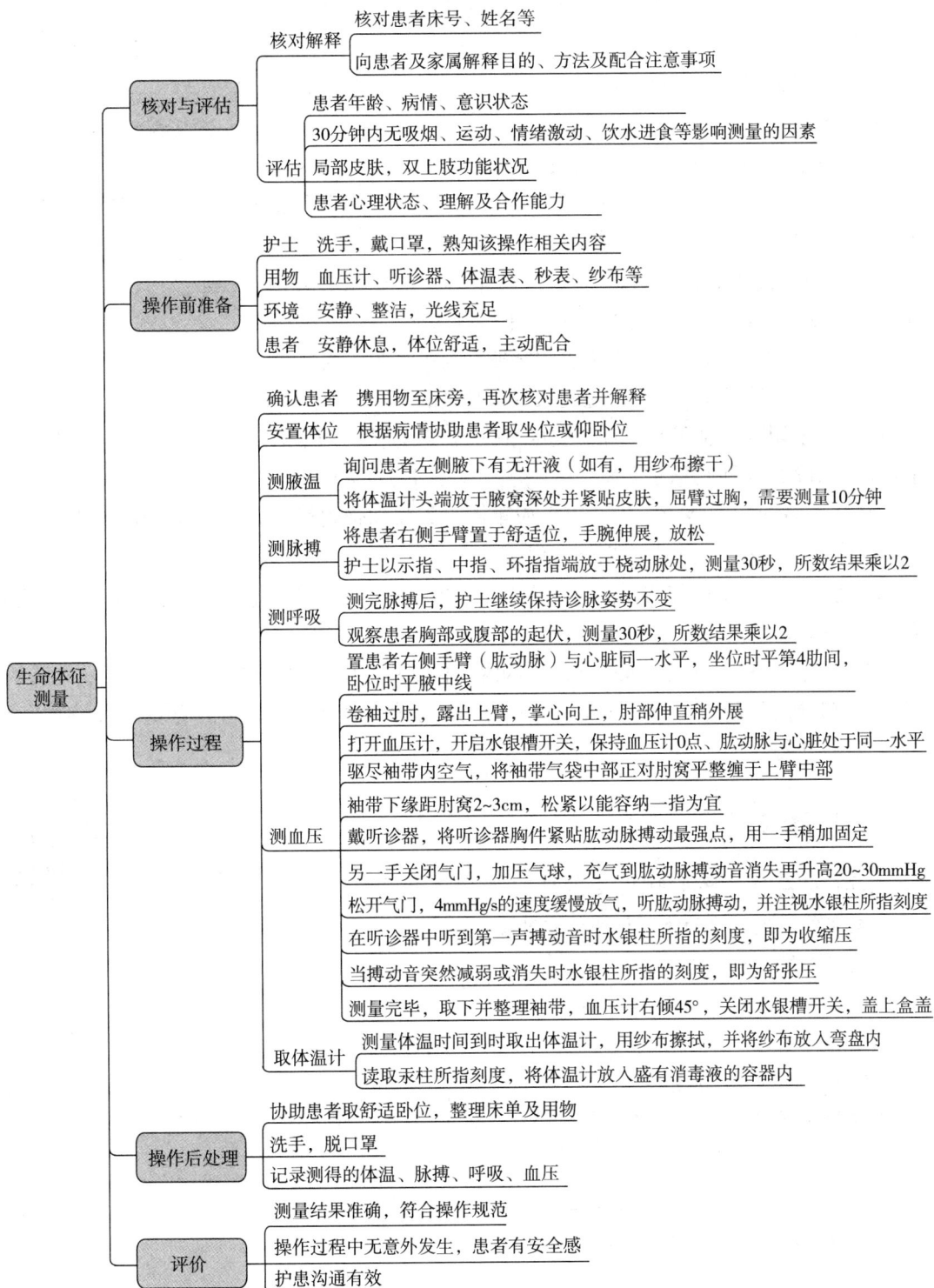

【实训流程】

生命体征测量
- 核对与评估
  - 核对解释
    - 核对患者床号、姓名等
    - 向患者及家属解释目的、方法及配合注意事项
  - 评估
    - 患者年龄、病情、意识状态
    - 30分钟内无吸烟、运动、情绪激动、饮水进食等影响测量的因素
    - 局部皮肤，双上肢功能状况
    - 患者心理状态、理解及合作能力
- 操作前准备
  - 护士　洗手、戴口罩，熟知该操作相关内容
  - 用物　血压计、听诊器、体温表、秒表、纱布等
  - 环境　安静、整洁，光线充足
  - 患者　安静休息，体位舒适，主动配合
- 操作过程
  - 确认患者　携用物至床旁，再次核对患者并解释
  - 安置体位　根据病情协助患者取坐位或仰卧位
  - 测腋温
    - 询问患者左侧腋下有无汗液（如有，用纱布擦干）
    - 将体温计头端放于腋窝深处并紧贴皮肤，屈臂过胸，需要测量10分钟
  - 测脉搏
    - 将患者右侧手臂置于舒适位，手腕伸展，放松
    - 护士以示指、中指、环指指端放于桡动脉处，测量30秒，所数结果乘以2
  - 测呼吸
    - 测完脉搏后，护士继续保持诊脉姿势不变
    - 观察患者胸部或腹部的起伏，测量30秒，所数结果乘以2
  - 测血压
    - 置患者右侧手臂（肱动脉）与心脏同一水平，坐位时平第4肋间，卧位时平腋中线
    - 卷袖过肘，露出上臂，掌心向上，肘部伸直稍外展
    - 打开血压计，开启水银槽开关，保持血压计0点、肱动脉与心脏处于同一水平
    - 驱尽袖带内空气，将袖带气袋中部正对肘窝平整缠于上臂中部
    - 袖带下缘距肘窝2~3cm，松紧以能容纳一指为宜
    - 戴听诊器，将听诊器胸件紧贴肱动脉搏动最强点，用一手稍加固定
    - 另一手关闭气门，加压气球，充气到肱动脉搏动音消失再升高20~30mmHg
    - 松开气门，4mmHg/s的速度缓慢放气，听肱动脉搏动，并注视水银柱所指刻度
    - 在听诊器中听到第一声搏动音时水银柱所指的刻度，即为收缩压
    - 当搏动音突然减弱或消失时水银柱所指的刻度，即为舒张压
    - 测量完毕，取下并整理袖带，血压计右倾45°，关闭水银槽开关，盖上盒盖
  - 取体温计
    - 测量体温时间到时取出体温计，用纱布擦拭，并将纱布放入弯盘内
    - 读取汞柱所指刻度，将体温计放入盛有消毒液的容器内
- 操作后处理
  - 协助患者取舒适卧位，整理床单及用物
  - 洗手，脱口罩
  - 记录测得的体温、脉搏、呼吸、血压
- 评价
  - 测量结果准确，符合操作规范
  - 操作过程中无意外发生，患者有安全感
  - 护患沟通有效

【注意事项】

1.测量体温前后，应清点体温计数目，甩表时，勿触及他物，以防碰碎。

2.凡给婴幼儿、精神异常、昏迷及危重患者测温时，应有专人扶托体温计，防止失落或折断。患者睡眠时应唤醒后再测温（一般患者睡眠时不测量体温）。

3.患者进冷或热饮食、蒸汽吸入、面颊冷热敷等，30分内不测口腔体温；沐浴、乙醇擦浴应隔30分后方可腋下测温；灌肠、坐浴30分内不测直肠体温。

4.腋下测温发现与病情不相符合时，应守护在患者身旁重测，必要时做测口温和肛温对照，予以复查。

5.患者体温过高或过低时，应及时报告医师，严密观察，及时处理。

6.活动或情绪激动时，应休息20分钟再测脉搏。

7.不可用拇指诊脉，以免拇指小动脉搏动与患者脉搏相混淆。

8.在测量呼吸频率的同时，应注意观察呼吸的节律、深浅度及气味等变化。

9.需要密切观察血压的患者，应尽量做到"四定"，即定时间、定部位、定体位、定血压计，以确保所测血压的准确。

10.当发现血压异常或听不清时，应重测。先将袖带内气体驱尽，汞柱降至"0"点，稍待片刻，再测量。必要时可双侧对照。

11.为偏瘫、手术或肢体外伤患者测血压，应测量健侧，以防患侧血液循环障碍，不能真实地反映血压的动态变化。

12.要注意排除影响血压准确测量的因素，包括：心脏与被测肢体的水平位置；袖带的宽窄；袖带缠绕在肢体上的松紧度；汞柱内的水银量是否适当；患者的心理状态；血压计是否定期校正等。

【巩固提升】

参考答案

1.测量体温时，下列操作不妥的是（　　）

　A.用消毒液浸泡的体温计用清水冲净

　B.将水银甩至35℃以下

　C.口腔测温放在舌面上

　D.腋下测温紧贴腋窝皮肤

　E.直肠测温润滑水银端

2.测量脉搏时，错误的方法是（　　）

　A.诊脉前应使患者安静

　B.患者手臂应放在舒适的位置

　C.将示指、中指、无名指的指端按在桡动脉表面

　D.计数15秒钟，将测得脉率乘4

E.有脉搏短绌时应2人同时测量心率与脉率

3.测量呼吸的方法错误的是(　　)

  A.一般患者观察其胸或腹部起伏次数，一起一伏1次，观察30秒，结果乘2

  B.患者剧烈活动后应休息30分钟再测量

  C.测量呼吸时注意不要让患者察觉

  D.危重患者通常观察棉花被吹动的次数30秒，结果乘以2

  E.诊脉结束后护士的手不离开诊脉的部位即开始测量呼吸

4.正确测量血压的方法不包含(　　)

  A.测量前患者需休息片刻　　　　　　　　B.袖带松紧以能放入一指为宜

  C.袖带下缘应距肘窝2~3cm　　　　　　　D.听诊器胸件置于袖带内

  E.放气以每秒4mmHg的速度使汞柱缓慢下降

5.张先生，65岁。脑栓塞，右侧偏瘫。护士为其测量血压时选择左上肢的原因是(　　)

  A.护士操作便利　　　　　　　　　　　　B.患者能配合活动

  C.右侧肢体循环不良　　　　　　　　　　D.右侧肢体不能配合测量

  E.右侧肢体肌张力增高，不能真实反映血压情况

【操作视频】

生命体征测量

【考核标准】

生命体征测量

项目		考核内容	分值	得分	备注
素质要求（5分）		服装、鞋帽整洁，举止端庄，态度亲切	5		
核对与评估（13分）	核对医嘱	核对床号、姓名，正确无误	2		
		解释操作目的、方法、注意事项及配合要点	2		
	评估	患者年龄、病情、意识状态	2		
		30分钟内吸烟、运动、情绪激动、饮水进食等影响生命体征的测量因素	4		
		局部皮肤、双上肢功能状况	2		
		患者心理状态、理解及合作能力	1		

项目		考核内容	分值	得分	备注
操作前准备（8分）	护士准备	洗手，戴口罩，熟知该操作相关知识	2		
	用物准备	血压计、听诊器、体温计、秒表、纱布等	2		
	患者准备	安静休息，体位舒适，能够主动配合	2		
	环境准备	整洁、安静、光线充足	2		
操作过程（63分）	确认患者	用物携至床旁，再次核对床号、姓名并解释	2		
	安置体位	根据病情协助患者取坐位或仰卧位	3		
	测腋温	询问患者左侧腋下有无汗液（如有，用纱布擦干）	2		
		将体温计头端放于腋窝深处并紧贴皮肤，屈臂过胸开始计时，需要测量10分钟	2		
	测脉搏	将患者右侧手臂置于舒适位，手腕伸展，放松	2		
		护士以示指、中指、环指的指端放于桡动脉处，力度适中，计时，测量30秒，所数结果乘以2即为每分钟脉率	2		
	测呼吸	测完脉搏后，护士继续保持诊脉姿势不变	2		
		观察患者胸部或腹部的起伏，一起一伏为一次呼吸计时，测量30秒，所数结果乘以2即为每分钟呼吸	2		
	测血压	置患者右侧手臂位置（肱动脉）与心脏同一水平，坐位时平第4肋间，卧位时平腋中线	3		
		卷袖过肘，露出上臂，掌心向上，肘部伸直稍外展	3		
		打开血压计，放平，开启水银槽开关，保持血压计0点、肱动脉与心脏处于同一水平，驱尽袖带内空气	4		
		将袖带气袋中部正对肘窝平整缠于上臂中部，下缘距肘窝2~3cm，松紧以能容纳一指为宜	4		
		戴听诊器，将听诊器胸件紧贴肱动脉搏动最强点，用一手稍加固定	4		
		另一手关闭气门，加压气球，充气到肱动脉搏动音消失再升高20~30mmHg	6		
		松开气门，缓慢放气（速度为4mmHg/s），同时听肱动脉搏动，并注视水银柱所指刻度	6		
		在听诊器中听到第一声搏动音时水银柱所指的刻度，即为收缩压；当搏动音突然减弱或消失时水银柱所指的刻度，即为舒张压	6		
		测量完毕，取下袖带，排尽余气，整理袖带放入盒内，血压计右倾45°，关闭水银槽开关，盖上盒盖	6		
	取体温计	测量体温时间到时取出体温计，用纱布擦拭，将纱布放入弯盘内	2		
		读数：在视线水平轻轻地转动体温计，读取水银柱所指刻度，将体温计放入盛有消毒液的容器内	2		
操作后处理（5分）		协助患者取舒适卧位，整理床单位及用物	2		
		洗手，脱口罩	1		
		将体温、脉搏、呼吸、血压值按正确方法记录在记录本上	2		

项目		考核内容	分值	得分	备注
综合评价 （6分）	操作质量	测量结果准确，符合操作规范	1		
		操作过程中无意外发生，患者有安全感	1		
	人文关怀	护患沟通有效	4		

☞ **知识窗**

有创血压监测

　　有创血压监测是一种通过直接穿刺动脉来测量血压的技术，其主要作用是在需要精确和连续血压监测的情况下，提供实时、准确的血压数据。这种方法通常通过将一根细小的导管插入患者的动脉（如桡动脉、股动脉或肱动脉）并连接到压力传感器和监测设备来实现。导管内的压力传感器可以实时捕捉血液的波动，进而转换为血压读数，并在显示器上呈现出连续的收缩压、舒张压和平均动脉压。与无创血压测量相比，有创血压监测能够提供更精确的数值，尤其在快速变化的病情中尤为重要，因此常用于重症监护、手术过程中以及需要精细管理的高危患者。有创血压监测在心血管手术、复杂的心脏病患者管理、重症监护病房以及急诊中被广泛应用，通过实时监测血压，可以及时发现和处理血流动力学的变化，避免潜在的危及生命的并发症。此外，有创血压监测还可以进行动脉血气分析，通过导管直接抽取动脉血样，评估血氧水平、二氧化碳浓度以及酸碱平衡状态，为临床决策提供重要的依据。尽管有创血压监测提供了许多无可比拟的优势，但其也存在一定的风险，如感染、动脉损伤、血栓形成等，因此在实施前需充分评估患者的状况并严格无菌操作。总体而言，有创血压监测在需要精确和连续血压数据的临床情境下，是一种不可或缺的重要工具，其在提高患者管理水平和治疗效果方面发挥了关键作用。

✐ **反思日记**

_____

_____

_____

_____

_____

_____

_____

（崔佳佳　吕　颖）

实训 11　静脉血标本采集

实训目标

知识目标　掌握静脉血标本采集的操作要领及注意事项。

能力目标　能正确采集静脉血标本；能严格执行查对制度及无菌技术操作原则。

素质目标　在操作中展现良好的护患沟通的能力、爱伤观念。

【案例导入】

消化科患者赵女士，45岁，因全身黄疸而住院治疗。护理评估：体温40℃，脉搏108次/分，呼吸22次/分，患者主诉头痛、恶心。医嘱：血、粪、尿常规、肝功能检查。值班护士已通知患者明日清晨空腹抽血化验，并指导患者如何留取大小便常规。任务：为胡女士采集静脉血标本。

思考：1.为什么赵女士要抽空腹血标本？

2.临床常用有哪些种类的标本？怎样采集各种不同类型的标本？

3.采集标本时应遵循哪些原则？

4.如何才能采集高质量的血标本？

【实训要点】

1.肝功能检查需采集静脉血清标本、血常规需采集静脉全血标本，肝功能检查需要空腹，即在抽血前至少8~12小时不进食，由于肝功能指标如胆红素水平等可能受到进食影响，从而影响检测结果的可靠性。

2.需备好真空采血器。

【理论回顾】

1.标本采集的意义　随着现代医学的发展，诊断疾病的方法日益增多，但各种标本检验仍然是基本的诊断方法之一。检验标本在一定程度上反映机体正常的生理现象和病理改变，对明确诊断、病情观察、防治措施的制定及预后的判断等方面起着重要作用。所以，标本采集非常重要，它能协助明确疾病诊断、推测病程进展、制定治疗措施、观察病情变化。同时，检验标本的采集质量可直接影响检验结果，而合格的检验标本来源于临床护理人员的正确采集，因此，需要加强护理人员一定要提高检验标本的合格率，更好地为临床服务。

2.标本采集的原则

（1）遵医嘱采集标本　医生填写的检验申请单，要求字迹清楚、明确检验目的、医生签全名。护士若对检验申请单内容有怀疑，应核实明确后才可执行。

（2）做好充分准备工作　采集标本前应明确检验项目、目的、标本量、方法、时间以及注意事项；选择合适的标本容器，在容器外贴上标签，标明患者信息、检验目的及送验日期时间，以便识别；采集标本前向患者解释采集标本的目的、方法，以取得配合和信任。

（3）严格查对制度　采集标本前再次查对检验项目、患者的床号、姓名，并检查标本容器有无破损，是否符合检验目的和要求，采集结束后仍要重复核对，确保采集标本无误。

（4）使用正确方法保证标本质量

3.静脉血标本采集

（1）常用的静脉　包括四肢浅静脉、颈外静脉和股静脉。四肢浅静脉上肢常用肘部浅静脉（贵要静脉、肘正中静脉、头静脉）、腕部及手背静脉；下肢常用大隐静脉、小隐静脉及足背静脉；颈外静脉常用于婴幼儿的静脉采血；股静脉位于股三角区，在股神经和股动脉的内侧。

（2）最佳的静脉血采集法　真空采血法是目前最佳的静脉血采集方法，其基本原理是将双向针的一端在持针器的帮助下刺入静脉，待有回血后将另一端插入真空试管内，血液在负压作用下自动流入试管。真空采血装置具有采血量准确、安全性高、血清分离效果好、操作方便及可一针采多管血样等优点，临床上逐渐替代一次性注射器进行血标本的采集。

4.静脉血标本采集的目的

（1）静脉血清标本　用于测定血清酶、脂类、电解质和肝功能等。

（2）静脉全血标本　用作血沉、血常规检查和测定血液中某些物质的含量，如肌酐、肌酸、尿素氮、尿酸、血糖、血氨等。

（3）静脉血培养标本　查找血液中的致病菌。

（4）动脉血标本　用于血气分析。

【实训用物】

注射盘、检验申请单、标签或条形码、棉签、消毒液、止血带、一次性垫巾、胶布、弯盘、手消毒液、一次性密闭式双向采血针及真空采血管，如为非真空采血则准备一次性注射器（规格视采血量而定）及针头或头皮针以及试管。

【实训流程】

核对与评估
- 核对解释
  - 核对患者床号、姓名、检查项目
  - 解释操作目的、过程及注意事项，以取得患者合作
- 评估
  - 患者年龄、病情、治疗（是否用过抗生素）、进食情况
  - 采集部位皮肤及血管情况
  - 患者对采集血标本的认知及合作程度

操作前准备
- 护士　洗手，戴口罩，核对医嘱
- 用物　备齐用物，放置合理
- 环境　整洁、安静、安全，温湿度适宜，光线充足
- 患者　了解操作目的、方法及如何配合

静脉血标本采集

操作过程
- 操作前准备
  - 核对床号、姓名、检验项目
  - 协助患者取舒适体位，在穿刺手臂下垫一次性垫巾
  - 戴手套，选择静脉，距离穿刺点上方约6cm处扎止血带
  - 常规消毒皮肤、待干，嘱患者握拳
- 采集标本
  - 核对床号、姓名、检验项目
  - 用一次性采血针进行静脉穿刺
  - 见回血，固定针柄，贴输液贴
  - 将采血针另一端刺入真空采血管，负压作用下自动留取至所需血量
  - 取下真空采血管，继续依序正确采集其余血标本
  - 采血毕，嘱患者松拳、松止血带，取下真空带，取下真空采血管，拔针、按压
  - 再次核对床号、姓名、检验项目

操作后处理
- 协助患者取舒适卧位，整理床单位及用物，交代注意事项
- 将真空采血管与检验单核对、编号、分类，尽快送检
- 洗手、记录并签名

综合评价
- 所采集的血标本符合检查项目要求
- 严格按照无菌技术操作的原则采集标本，流程正确
- 护患沟通良好，患者积极配合

【注意事项】

1.做生化检验的标本，应事先通知患者，宜在清晨空腹时采血。因为清晨人体血液中的各种化学成分处于相对恒定状态，检验结果较准确。

2.严禁在输液、输血的针头处抽取血标本，应在对侧肢体采集。

3.根据不同的检验目的和所需采血量选择标本容器；培养标本的培养基要认真检查其质量；一般血培养标本采血5ml，亚急性细菌性心内膜炎患者，为提高培养阳性率，采血量可增至10～15ml。

4.普通标本容器采集静脉血标本时，如果同时抽取不同种类的血标本，护士动作应迅速准确，先注入血培养瓶，其次注入抗凝管，最后注入干燥试管。

5.如用普通标本容器采集法做二氧化碳结合力测定，抽取血液后，应立即注入有液状石蜡的抗凝试管。注入时针头应在液状石蜡液面以下，以隔绝空气。或将注射器内先抽适量抗凝剂，然后采血，抽血后将针头立即插入软木塞内，以防二氧化碳气体溢出而影响检验结果。直接将注射器连同化验单一起送检。

【巩固提升】

参考答案

1.送生化检验的血标本，最佳采集时间是（　　）

　　A.清晨空腹　　　　　　　　　　　　B.餐后0.5小时

　　C.餐后2小时　　　　　　　　　　　D.晚餐前0.5小时

　　E.任何时间均可

2.患者，女，35岁，因高热三天伴呼吸困难转入院。护理病历显示近三天体温维持在39～40℃，采集上述血标本后，注入容器的先后顺序是（　　）

　　A.抗凝试管、干燥试管、血培养瓶

　　B.干燥试管、血培养瓶、抗凝试管

　　C.干燥试管、抗凝试管、血培养瓶

　　D.血培养瓶、干燥试管、抗凝试管

　　E.血培养瓶、抗凝试管、干燥试管

3.静脉采血通常首选的静脉是（　　）

　　A.股静脉　　　　　　　　　　　　　B.颈静脉

　　C.肘正中静脉　　　　　　　　　　　D.桡静脉

　　E.贵要静脉

4.采集静脉血标本时，血液流入不畅的处理方法不正确的是（　　）

　　A.适当的转换针头方向直至血液顺利流入采血管

　　B.使劲按压血管上方

　　C.更换新的采血管

　　D.让患者自己用力握拳

　　E.勿大力按压血管

5.静脉采血绑止血带的位置是（　　）

　　A.5.5cm　　　　　　　　　　　　　B.6～7cm

　　C.5～7cm　　　　　　　　　　　　D.8cm

　　E.10cm

【操作视频】

静脉血标本采集

👉 知识窗

飞针技术

　　飞针技术是一种快速、无痛的采血方法，通过使用拇指和示指迅速弹射采血针翼，使针头瞬间刺入血管，能够有效减轻患者的痛苦。然而，要掌握这项技术并非易事，需要长期的摸索和实践。飞针采血技术的关键在于精准和速度，要敏锐地洞察患者的血管粗细、皮下脂肪厚度和情绪等个体差异。一般来说，管径粗、走向直的血管是优选的穿刺点。护士还会根据患者皮下脂肪的厚度调整穿刺的角度和力度，确保针头能够准确进入血管而不刺破另一侧血管壁。要练成飞针技术，需要护士持之以恒的练习。首先练习持针，在泡沫板上弹射针头，练稳手并形成肌肉记忆；然后在泡沫板上划线，练习将针准确扎到线上，逐渐提高准确度。过程中护士手上可能会留下不少针孔，但在两个月内能做到几乎"针针进线"。飞针技术是提升患者就医体验的重要手段，通过持续的练习和经验积累，医护人员可以更好地掌握这项技术，以优质的服务和精湛的技术为患者的身心健康保驾护航。

【考核标准】

静脉血标本采集

项目		内容	分值	得分	备注
素质要求（5分）		衣帽整洁，举止得体，态度和善	5		
核对与评估（15分）	核对解释	核对患者的床号、姓名、检查项目，准确无误	2		
		向患者解释操作目的、过程及注意事项	2		
	评估	患者的年龄、病情治疗、进食情况	4		
		采集部位皮肤及血管情况	5		
		患者对采集血标本的认知及合作程度	2		
操作前准备（8分）	护士准备	洗手，戴口罩，核对医嘱	2		
	用物准备	备齐用物，放置合理	2		
	环境准备	整洁、舒适、安全，温湿度适宜，光线充足	2		
	患者准备	了解操作目的和方法，积极配合	2		

项目		内容	分值	得分	备注
操作过程（58分）	操作前准备	核对床号、姓名、检验项目	4		
		患者体位舒适，利于穿刺	2		
		一次性垫巾放置合理	4		
		戴手套，正确选择静脉	5		
		距离穿刺部位上方约6cm处扎止血带	5		
		皮肤消毒方法、范围正确	6		
	采集标本	核对床号、姓名、检验项目	4		
		用一次性采血针进行静脉穿刺，进针手法角度正确，一次穿刺成功	6		
		见回血后，固定针柄，贴输液贴，并将采血针另一端刺入真空采血管，留取血量正确	6		
		依序正确采集各种血标本	6		
		采血毕，嘱患者松拳、松止血带，取下真空采血管，迅速拔针，按压至不出血	6		
		再次核对床号、姓名、检验项目	4		
操作后处理（8分）		协助患者取舒适卧位，整理床单位及用物，交代注意事项	3		
		将真空采血管与检验单核对、编号、分类，尽快送检	3		
		洗手、记录并签名	2		
综合评价（6分）	操作质量	所采集的血标本符合检查项目要求	2		
		严格按照无菌技术操作原则采集标本，流程正确	2		
	人文关怀	护患沟通有效，患者积极配合	2		

✍ **反思日记**

（崔佳佳　王　玮）

实训 12　咽拭子标本采集

实训目标

知识目标　掌握咽拭子标本采集的操作要领及注意事项。

能力目标　能正确实施咽拭子标本采集。

素质目标　具有爱伤意识，在操作中展现良好的护患沟通的能力、查对意识。

【案例导入】

呼吸科患者刘先生，58岁，主诉刺激性咳嗽、持续痰中带血伴体重下降3个月入院，入院2日后患者出现高热伴咽部肿痛、全身乏力等症状。患者既往吸烟30余年，每天平均10支，怀疑支气管肺癌伴急性咽喉炎发作。医嘱咽拭子培养检查。

思考：1.咽拭子培养时标本的采集应选择哪个部位？

2.实施咽拭子标本采集的注意事项有哪些？

【实训要点】

1.操作中应遵循无菌原则及查对制度。

2.应在进食2小时后再留取标本。

3.采集部位在咽部和腭扁桃体，应指导患者配合，以确保充分暴露采集部位。

【理论回顾】

正常人咽峡部的口腔正常菌群是不致病的，但在机体抵抗力下降和其他外界因素共同作用下出现感染而导致疾病发生。因此，咽拭子细菌培养能分离出致病菌，有助于白喉化脓性扁桃体炎、急性咽喉炎等的诊断。

【实训用物】

无菌咽拭子培养试管、酒精灯、火柴、无菌生理氯化钠溶液、压舌板、手电筒、检验申请单、标签或条形码、手消毒液。

【实训流程】

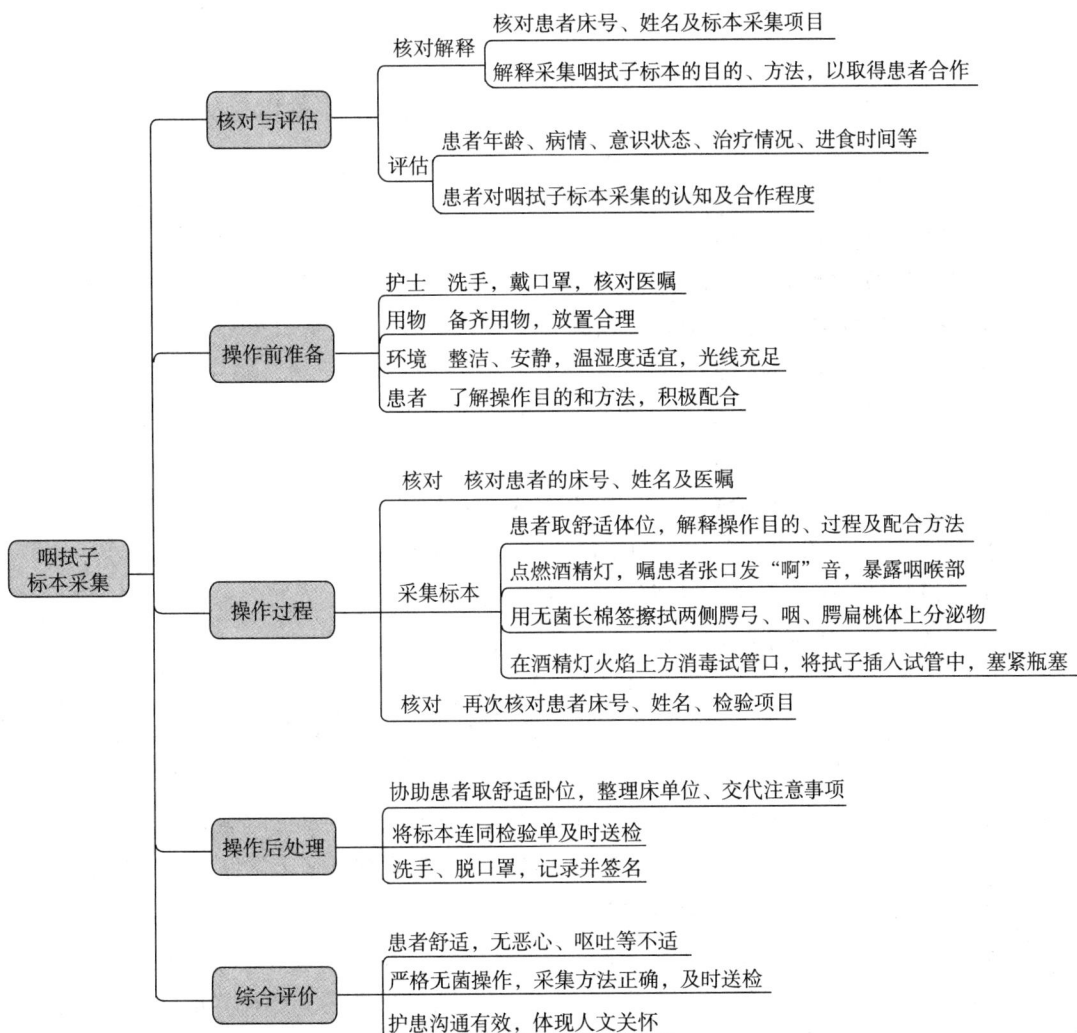

【注意事项】

1.做真菌培养时，须在口腔溃疡面上采集分泌物，避免接触正常组织。

2.先用一个拭子拭去溃疡或创面浅表分泌物，第二个拭子采集溃疡边缘或底部分泌物。

3.注意无菌长棉签不要触及其他部位，防止污染标本，影响检验结果。

4.避免在进食后2小时内留取标本，以防呕吐。

5.避免交叉感染。

【巩固提升】

1.患者，女，29岁，白血病，化疗过程中因空腔溃烂需做咽拭子培养，采集标本部位应选（　　）

    A.口腔溃疡面　　　　　　　　　　　　B.两侧腭弓

    C.舌根部　　　　　　　　　　　　　　D.扁桃体

    E.咽部

2.咽拭子采集的正确部位是（　　）

    A.双侧咽扁桃体及咽后壁

    B.舌根、咽后壁及扁桃体隐窝、侧壁等处

    C.舌头、悬垂体、腔黏膜

    D.舌根、咽扁桃体、咽后壁

    E.舌根、悬垂体、咽后壁

3.采集咽拭子时，在每个采集部位至少擦拭（　　）

    A.2次　　　　　B.3次　　　　　C.4次　　　　　D.5次　　　　　E.6次

4.关于口咽拭子采集方法，描述错误的是（　　）

    A.无法采集鼻咽拭子时可选用

    B.被采集人员先用生理氯化钠溶液漱口

    C.采集人员将拭子放入无菌生理氯化钠溶液中湿润，也可以将拭子放入病毒保存液中

    D.被采集人员头部微仰，嘴张大，并发"啊"音，露出两侧咽扁桃体。

    E.在被采集者两侧咽扁桃体稍微用力来回擦拭，再在咽后壁上下擦拭至少3次

5.采集咽拭子时，采集人员应该站在（　　）

    A.下风向　　　　　　　　　　　　　　B.上风向

    C.与患者平齐　　　　　　　　　　　　D.与患者呈45°角

    E.与患者呈60°角

【操作视频】

咽拭子标本采集

【考核标准】

咽拭子标本采集

项目		考核内容	分值	得分	备注
素质要求（5分）		衣帽整洁，举止得体，态度和善	5		
核对与评估（20分）	核对解释	核对患者的床号、姓名、医嘱，准确无误	5		
		向患者解释操作目的及方法	5		
	评估	患者的病情、意识状态、治疗情况、进食时间等	5		
		患者对操作的认知、心理反应及合作程度	5		
操作前准备（14分）	护士准备	洗手，戴口罩	3		
	用物准备	备齐用物，放置合理	3		
	环境准备	舒适、安静、整洁、明亮	3		
	患者准备	理解咽拭子标本采集的目的和方法	5		
操作过程（41分）	核对	再次核对确认患者床号、姓名	5		
	采集标本	患者取舒适体位，解释操作目的、过程及配合方法	6		
		点燃酒精灯，嘱患者张口发"啊"音，暴露咽喉部	6		
		用培养管内的无菌长棉签轻柔快速地擦拭两侧腭弓、咽、腭扁桃体上分泌物	8		
		试管口在酒精灯火焰上消毒	6		
		拭子插入试管中，塞紧瓶塞	6		
	核对	再次核对患者的床号、姓名、检验项目	4		
操作后处理（8分）		协助患者取舒适位，整理床单位及用物，交代注意事项	4		
		将标本连同检验单及时送检	2		
		洗手、脱口罩，记录并签名	2		
综合评价（12分）	操作质量	患者舒适，无恶心、呕吐等不适	2		
		采集方法正确，及时送检	2		
		严格遵循无菌原则	5		
	人文关怀	护患沟通有效，体现人文关怀	3		

☞ **知识窗**

具有触觉反馈的新型气动核酸检测设备

咽拭子采样是检测呼吸道病毒感染的常用方法，但在进行冠状病毒采样时，这项危险、繁重的操作给医护人员带来巨大的身心负担，即使严格的防护条件也难以确保医护人员不被感染。清华大学深圳国际研究生院丁文伯团队研发了一种具有触觉反馈的新型气动核酸检测设备，该设备的制作成本仅为30美元，采样部分设备质量低于100克，可以在各种机械臂上大规模推广。为了便于快速组装和维修，该设备采用了模块化的设计方法，将夹取和感知部分分离。抓取部分的设计利用软体气动结构模拟了人抓取咽拭子时的手指结构，提高整体的柔顺性，并利用有限元分析和试验证明了夹取装置的可靠性。在感知部分，首次提出了一种具有内凹结构的视触觉传感器，解决了传统传感器成本高、可靠性差的问题。最后，设计力柔顺试验、核酸采样试验、防水试验等验证了该研究提出的设备和算法的可行性。除了核酸检测，该设备还可以应用于手术机器人、喂食机器人等需要触觉反馈的人机交互场景，为医疗行业和养老康复机器人的应用带来更多的优势和前景。

✐ **反思日记**

_____

_____

_____

_____

_____

_____

（崔佳佳　汤　艳）

情境四　营养排泄技术

【概述】

饮食营养的摄取与代谢产物的排出和患者的健康与疾病有着非常重要的关系。合理的饮食与营养可以保证机体正常生长发育，维持机体各种生理功能，促进组织修复，提高机体免疫力。而不良的饮食与营养会引起人体各种营养物质失衡，甚至导致多种疾病的发生。此外，当机体患病时，通过适当的途径给予患者均衡的饮食和充足的营养也是促进患者康复的有效手段。排泄是机体将新陈代谢所产生的终产物排出体外的生理过程，是人体的基本生理需求之一，也是维持生命的必要条件。人体排泄的途径包括皮肤、呼吸道、消化道和泌尿道，其中消化道和泌尿道是主要的排泄途径。许多因素可以直接或间接地影响人体的排泄活动和形式，而每个个体的排泄形态及影响因素也不尽相同。因此，护士应掌握饮食营养与排泄的相关知识，正确评估患者的饮食营养与排泄状况，熟悉饮食与排泄有关的护理知识和技术，帮助或指导患者维持正常的饮食营养与排泄需求，从而使患者获得最佳的健康和舒适状态。

1.**鼻饲法**　对于病情危重、存在消化道功能障碍、不能经口或不愿经口进食的患者，为保证营养素的摄取、消化、吸收，维持细胞的代谢，保持组织器官的结构与功能，调控免疫、内分泌等功能并修复组织，促进康复，临床上常根据患者的不同情况采用不同的特殊饮食护理，包括胃肠内营养和胃肠外营养。鼻饲法是将导管经鼻腔插入胃内，从管内灌注流质食物、水分和药物的方法。对下列不能自行经口进食患者以鼻胃管供给食物和药物，以维持患者营养和治疗的需要。

2.**导尿术**　是指在严格无菌操作下，用导尿管经尿道插入膀胱引流尿液的方法。导尿技术易引起医源性感染，如使用的导尿物品被污染、操作过程中违反无菌原则等原因均可导致泌尿系统的感染，同时在导尿过程中也可能因操作不当造成膀胱、尿道黏膜的损伤。因此为患者导尿时护士须熟练掌握操作方法，严格遵守无菌技术操作原则及操作规程。

3.**灌肠法**　是将一定量的液体由肛门经直肠灌入结肠，以帮助患者清洁肠道、排便、排气或由肠道供给药物或营养，达到确定诊断和治疗目的的方法。根据灌肠的目的可分为保留灌肠和不保留灌肠。根据灌入的液体量可将不保留灌肠分为大量不保留灌肠和小量不保留灌肠。如为了达到清洁肠道的目的，而反复使用大量不保留灌肠，则为清洁灌肠。

实训 13　鼻饲法

实训目标

知识目标　掌握鼻饲法的操作要领及注意事项；鼻饲法的适应证、禁忌证。

能力目标　能正确实施鼻饲操作。

素质目标　具有爱伤意识，在操作中展现良好的护患沟通能力、规范意识。

【案例导入】

神经科患者王先生，36岁，突发脑出血，经手术抢救后生命体征平稳，但意识不清不能自主进食。为维持必需的营养，医嘱持续鼻饲饮食。任务：为患者实施鼻饲操作。

思考：1.作为值班护士，你如何为患者实施鼻饲法？

2.在鼻饲操作过程中应注意些什么？

3.为提高置管成功率，插管时应采用什么手法，为什么？

4.如何确认胃管是否在胃内？

【实训要点】

1.患者处于昏迷状态，操作前应与患者家属充分沟通鼻饲的目的、方法。

2.详细评估患者病情，观察鼻腔有无出血等其他情况，排除颅底骨折。

3.为昏迷患者插管，插管时应注意去枕仰卧位，头向后仰，当胃管插入15cm（会厌部）时，托起患者头部，使下颌靠近胸骨柄（以增大咽喉部通道的弧度），提高插管的成功率。

【理论回顾】

对昏迷、肿瘤、食管狭窄以及颅脑外伤等不能经口进食的患者，可通过导管供给营养丰富的流质饮食或要素饮食，以保证患者摄入足够的蛋白质和热量，这种方法称为管饲饮食。管饲法是临床中提供或补充营养的极为重要的方法之一。根据导管插入的途径，可分为：①口胃管，导管由口插入胃内；②鼻胃管，导管经鼻腔插入胃内；③鼻肠管，导管由鼻腔插入小肠；④胃造瘘管，导管经胃造瘘口插入胃内；⑤空肠造瘘管，导管经空肠造瘘口插至空肠内。本实训项目为鼻饲法，鼻饲法是将导管经鼻腔插入内，从管灌注流质食物、水分和药物的方法。

1.目的（适应证）　对下列不能自行经口进食患者以鼻胃管供给食物和药物，以维持患者营养和治疗的需要。

（1）昏迷患者。

（2）口腔疾患或口腔手术后患者，上消化道肿瘤引起吞咽困难患者。

（3）不能张口的患者，如破伤风患者。

（4）其他患者，如早产儿、病情危重者、拒绝进食者等。

2.禁忌证

（1）食管、胃底静脉曲张。

（2）鼻腔、食管手术后。

（3）上消化道出血。

（4）食管癌和食管梗阻。

3.插管过程中三种困难的原因及处理

（1）若插管中出现恶心、呕吐 可暂停插管，并嘱患者做深呼吸。深呼吸可分散患者注意力，缓解紧张。

（2）出现呛咳、呼吸困难、发绀等情况 表明可能误入气管，应立即拔出胃管，休息片刻后重新插入。

（3）插入不畅 可检查胃管是否盘曲在口腔中，或将胃管抽回适当长度，再小心插入，切不可强行插入，以免损伤黏膜。

【实训用物】

1.无菌鼻饲包内放置治疗碗、压舌板、血管钳（或镊子）、普通胃管（或另备一次性硅胶管）、50ml注射器、纱布、治疗巾。

2.治疗盘（插管时用）内放液状石蜡、棉签、胶布、夹子或橡胶圈、安全别针、卫生纸、弯盘、听诊器、手电筒、适量温开水、流质饮食200ml（38～40℃）。

3.治疗盘（拔管时用）内放治疗碗（内有纱布）、弯盘、70%乙醇、松节油、棉签等。

【实训流程】

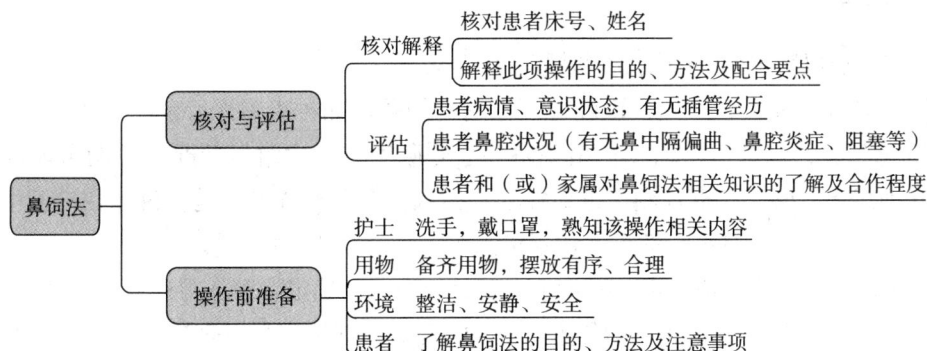

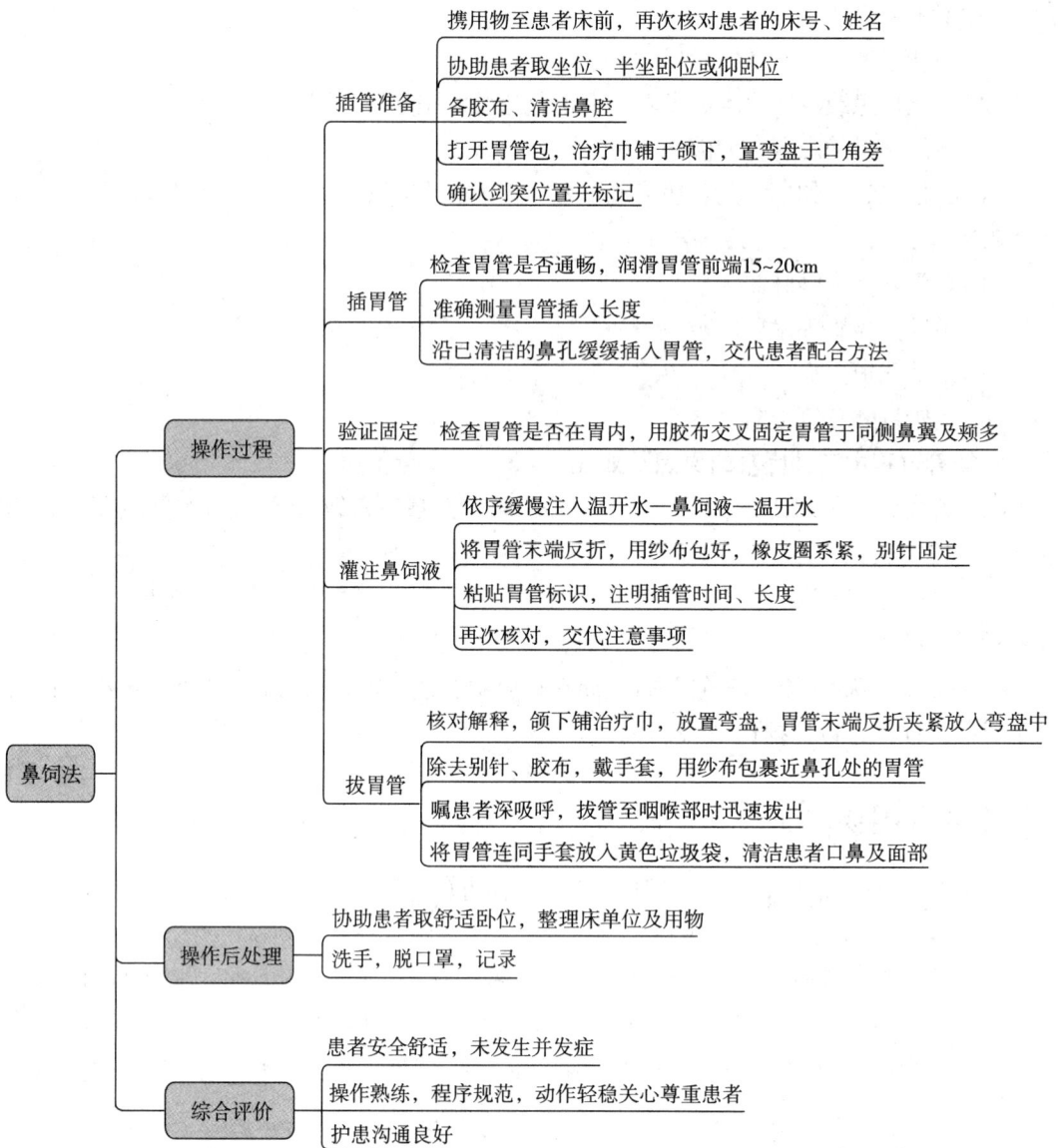

携用物至患者床前，再次核对患者的床号、姓名

协助患者取坐位、半坐卧位或仰卧位

插管准备　备胶布、清洁鼻腔

打开胃管包，治疗巾铺于颌下，置弯盘于口角旁

确认剑突位置并标记

检查胃管是否通畅，润滑胃管前端15~20cm

插胃管　准确测量胃管插入长度

沿已清洁的鼻孔缓缓插入胃管，交代患者配合方法

操作过程　验证固定　检查胃管是否在胃内，用胶布交叉固定胃管于同侧鼻翼及颊多

依序缓慢注入温开水—鼻饲液—温开水

将胃管末端反折，用纱布包好，橡皮圈系紧，别针固定

灌注鼻饲液　粘贴胃管标识，注明插管时间、长度

再次核对，交代注意事项

核对解释，颌下铺治疗巾，放置弯盘，胃管末端反折夹紧放入弯盘中

除去别针、胶布、戴手套，用纱布包裹近鼻孔处的胃管

拔胃管　嘱患者深吸呼，拔管至咽喉部时迅速拔出

将胃管连同手套放入黄色垃圾袋，清洁患者口鼻及面部

鼻饲法

协助患者取舒适卧位，整理床单位及用物

操作后处理　洗手，脱口罩，记录

患者安全舒适，未发生并发症

综合评价　操作熟练，程序规范，动作轻稳关心尊重患者

护患沟通良好

【注意事项】

1.操作轻稳以防损伤鼻腔及食管黏膜。

2.插管时应观察患者反应，正确处理遇到的问题。如：出现恶心症状，可暂停插入，嘱患者做深呼吸，缓解后再插入；出现呛咳、呼吸困难、发绀等情况，表明可能误入气管，应立即拔出胃管，休息片刻后重新插入；插入不畅可检查胃管是否盘曲在口腔中，或将胃管抽回适当长度，再小心插入，切不可强行插入，以免损伤黏膜。

3.每次注食前必须评估患者。①检查胃管是否通畅，确定胃管在胃内后方可注入食物；②若抽出的胃内容物＞100ml，说明有胃潴留的现象，则暂停鼻胃管输注；③对鼻饲时曾发生呕吐的患者，应将其体位调整为半卧位，以预防呕吐的再次发生。

4.鼻饲过程中，避免以下几种情况的发生。①灌入空气引起腹胀；②因注食速度过快引起的不适反应；③鼻饲液温度过高或过低，引起黏膜烫伤或胃部不适等不良反应；④如同时喂新鲜果汁和奶液，应分别灌入。

5.每次鼻饲量不超过200ml，间隔时间不少于2小时。需服用药物时应将药片研碎，溶解后再灌入。

6.及时准确地记录胃管插入（或拔出）的时间、患者反应、鼻饲的时间、次数及鼻饲量等。

7.长期鼻饲者应每天进行口腔护理；每周更换胃管一次，次晨从另一侧鼻孔插入；鼻饲盘内用物每餐后清洗，每日消毒。

8.食道静脉曲张、食道梗阻、食管肿瘤的患者禁用鼻饲法。

【巩固提升】

参考答案

1.鼻饲法插入胃管的长度为（　　　）

　　A.从鼻翼到剑突　　　　　　　　　　B.从眉心到剑突

　　C.从鼻尖到胸骨柄　　　　　　　　　D.从眉心到胸骨柄

　　E.从前额发际到胸骨剑突

2.连续两次鼻饲的间隔时间应不少于（　　　）

　　A.1.0小时　　　　　　　　　　　　B.1.5小时

　　C.2.0小时　　　　　　　　　　　　D.2.5小时

　　E.3.0小时

3.为患者鼻饲灌食后，再注入少量温开水的目的是（　　　）

　　A.使患者温暖舒适

　　B.便于准确记录入量

　　C.防止患者呕吐

　　D.冲净胃管，避免食物积存于胃管内

　　E.防止胃液反流

4.患者，男，68岁，患脑血管意外，昏迷已半年，长期鼻饲。在护理操作中，下列措施不妥的是（　　　）

　　A.每日做口腔护理2~3次

　　B.每次鼻饲间隔时间不少于2小时

　　C.注入流质或药物前要检查胃管是否在胃中

　　D.所有灌注物品应每日消毒1次

　　E.胃管应每日更换，晚上拔出，次晨再由另一鼻孔插入

5.胃管插入后，应验证其在胃内，正确的方法是（　　）

A.注入少量温开水，于胃部听气过水声

B.注入少量温开水，听肠鸣音

C.注入少量气体，听肠鸣音

D.注入少量气体，于胃部听气过水声

E.将胃管末端放入水中，见有气泡溢出

【操作视频】

鼻饲法

【考核标准】

鼻饲法

项目		内容	分值	得分	备注
素质要求（5分）		衣帽整洁，举止得体，态度和善	5		
核对与评估（13分）	核对解释	核对患者的床号、姓名，正确无误	2		
		解释此项操作的目的、方法及配合要点	2		
	评估	患者病情、意识状态，有无插管经历	2		
		患者鼻腔状况（有无鼻中隔偏曲、鼻腔炎症、阻塞等）	5		
		患者和（或）家属对鼻饲法相关知识的了解及合作程度	2		
操作前准备（8分）	护士准备	洗手，戴口罩，熟悉该操作相关内容	2		
	用物准备	备齐用物，摆放有序、合理	2		
	环境准备	整洁、安静、安全、温度适宜	2		
	患者准备	了解鼻饲法的目的、方法及注意事项	2		
操作过程（64分）	插管准备	携用物至患者床前，再次核对患者的床号、姓名	2		
		协助患者取坐位、半坐卧位或仰卧位	3		
		备胶布，清洁鼻腔	3		
		颌下铺治疗巾，弯盘置于口角	3		
		确认剑突位置，并做标记	3		
	插胃管	检查胃管是否通畅，润滑胃管前端15～20cm	3		
		准确测量胃管插入长度	4		
		沿已清洁的鼻孔缓缓插入胃管，交代患者配合方法	6		

续表

项目		内容	分值	得分	备注
操作过程（64分）	验证固定	检查胃管是否在胃内，用胶布交叉固定胃管于同侧鼻翼及颊部	6		
	灌注鼻饲液	注入适量温开水	3		
		鼻饲液温度为38~40℃，灌注鼻饲液方法正确，速度适宜	3		
		温开水冲管	3		
		胃管末端反折、纱布包裹，皮筋固定	3		
		粘贴胃管标识，注明插管时间、长度	3		
		再次核对，交代注意事项	3		
	拔胃管	严格查对，解释适当	2		
		颌下铺治疗巾，放置弯盘，胃管末端反折夹紧放入弯盘中	3		
		除去别针、胶布，戴手套，用纱布包裹近鼻孔处的胃管，嘱患者深呼吸，拔管至咽喉部时迅速拔出，将胃管连同手套一起放入黄色垃圾袋内	6		
		清洁患者口鼻及面部	2		
操作后处理（4分）		协助患者取舒适卧位，整理床单位及用物	2		
		洗手，脱口罩，记录	2		
综合评价（6分）	操作质量	过程顺利，无并发症发生	2		
		程序正确，动作规范，操作熟练	2		
	人文关怀	语言通俗易懂，态度和蔼，沟通有效，爱护体贴患者	2		

👉 知识窗

验证胃管在胃内的其他方法

研究表明成年人胃管置管位置错误率为1.3%~50%。如果胃管置入太浅、太深或误入气道，均可能影响治疗效果，甚至导致并发症。因此，在进行管饲喂食前，护士应检查胃管是否在胃内。除传统方法外，还有以下几种方法：①X线检查法，通过X线摄片清晰显示胃管走形及是否在胃内，是判断胃管在胃内的金标准；②抽吸物检测，通过对抽吸物进行pH检测，或结合胆红素和pH检测，但此方法受多种干扰因素影响；③CO_2测定法，使用CO_2比色计在鼻胃管头端测定CO_2浓度来排除胃管误入呼吸道的可能性；④电磁探查，通过电磁探查"实时"确认胃管位置；⑤内镜检查，通过内镜观察，准确率高，但由于其侵入性和高费用，临床应用有限。

反思日记

_____

_____

_____

_____

_____

_____

（朱　蓓　朱素文）

实训 14　女患者留置导尿

实训目标

知识目标　掌握女患者留置导尿术的操作要领及注意事项。

能力目标　能正确为女患者实施留置导尿操作。

素质目标　具有严谨规范的工作意识，在操作中展现良好的护患沟通的能力、爱伤意识。

【案例导入】

妇科患者李女士，40岁，医疗诊断：巨大卵巢囊肿。拟行硬膜外麻醉下行剖腹探查术，医嘱：留置导尿。任务：在术前为患者行留置导尿术。

思考：1.实施女患者留置导尿的关键操作步骤有哪些？

2.如何减少操作过程中的不适？

3.实施女患者留置导尿的注意事项有哪些？

【实训要点】

1.患者行卵巢囊肿探查术，为避免膀胱膨隆对手术视野和操作空间的影响，从而避免术中误伤膀胱，需在术中保持膀胱空虚状态，因此术前需要为患者行留置导尿术，引流尿液。

2.留置导尿属于侵入性操作，应严格遵守无菌原则，以预防尿路逆行感染。

3.导尿前应向患者解释导尿管留置的目的及必要性、操作过程、注意事项等，取得患者的合作，消除患者的心理压力及顾虑。

4.操作过程中注意保护患者隐私。

【理论回顾】

1.膀胱和尿道的解剖结构 膀胱是储存尿液的囊状肌性器官，其形状、大小、位置均随尿液充盈的程度而变化。一般膀胱内储存的尿液在400ml以下，其内压力无显著变化。女性尿道长3~5cm，较男性尿道短而直，富于扩张性，尿道外口位于阴蒂下方，阴道外口上方，呈矢状裂。

2.膀胱和尿道的生理功能 当膀胱内尿量充盈超过400~500ml时，内压显著增高，产生排尿欲；如果个体主观认为环境适宜排尿，膀胱内尿液则经尿道排出；反之，排尿行为将受到一定程度的抑制。正常情况下，排尿受意识支配，无痛、无障碍，可自主随意进行。成年人日间排尿3~5次，夜间0~1次，每次尿量200~400ml，每24小时排出尿量1000~2000ml。新鲜尿澄清、透明、淡黄色，比重为1.015~1.025，pH为4.5~7.5，呈弱酸性。尿液排出放置一段时间后，由于尿液中尿素分解放出氨，故有氨臭味。

3.留置导尿术的目的

（1）抢救危重、休克患者时，通过留置导尿能准确记录尿量、测量尿比重，密切观察病情变化。

（2）为昏迷、尿失禁或会阴部有损伤的患者引流尿液，保持会阴部的清洁干燥。

（3）盆腔内手术前引流尿液，可排空膀胱，避免术中误伤。

（4）某些泌尿系统疾病手术后留置导尿管，以便引流和冲洗，减轻手术切口的张力，促进膀胱功能恢复和切口愈合。

4.留置导尿的护理

（1）防止逆行感染 ①保持尿液引流通畅：引流管应安置妥当，避免导管受压、扭曲、堵塞。②保持尿道口清洁：女患者用消毒液棉球擦洗外阴及尿道口，男患者用消毒液棉球擦洗尿道口、龟头及包皮，每日2次。③每日定时更换集尿袋：更换时引流管及集尿袋均不可高于膀胱位置，及时排空集尿袋并记录尿量。④每周更换导尿管1次。

（2）多饮水，勤翻身 鼓励患者多饮水，达到自然冲洗尿道的目的；鼓励患者常变换卧位，适当进行床上活动，防止尿结石的形成。

（3）训练膀胱反射功能 长期留置导尿管者，在拔管前应采用间歇性夹管，每3~4小时开放1次，使膀胱定时充盈和排空，促进膀胱功能的恢复。

（4）倾听患者主诉并观察尿液情况 若发现尿液浑浊，沉淀或出现结晶，应及时送检尿标本并做相应处理；一般情况下，每周查尿常规1次。

（5）指导患者离床活动 离床活动时用胶布将导尿管妥善固定在大腿上，以防脱出；集尿袋不可超过膀胱高度，并避免挤压，防止尿液反流导致感染。

【实训用物】

一次性导尿包（为生产厂商提供的灭菌导尿用物包，包括初步消毒、再次消毒和导尿用物。初步消毒用物有小方盘、内盛数个消毒液棉球袋、镊子、纱布、手套。再次消毒及导尿用物有手套、孔巾、弯盘、气囊导尿管、内盛4个消毒液棉球袋、镊子2把、自带无菌液体的10ml注射器、润滑油棉球袋、标本瓶、纱布、集尿袋、方盘、外包治疗巾）、手消毒液、弯盘，一次性垫巾、尿管标识等。

【实训流程】

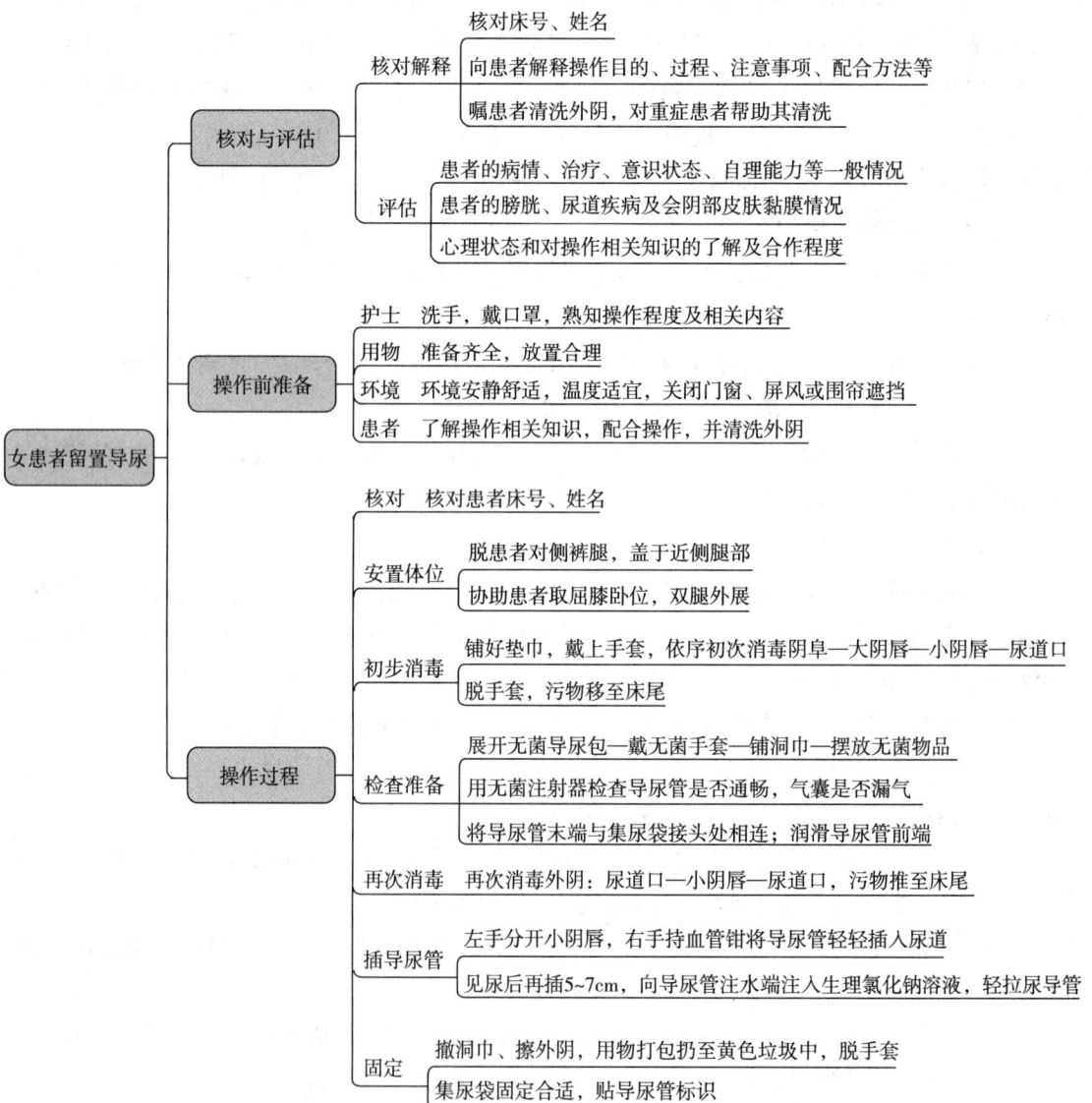

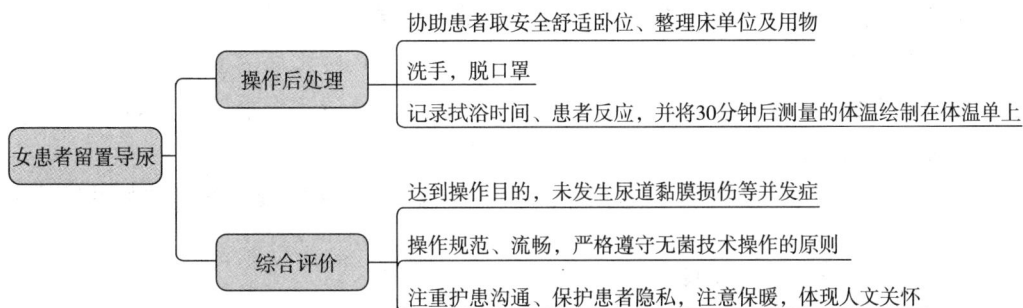

【注意事项】

1.严格执行查对制度和无菌技术操作原则。

2.在操作过程中注意保护患者隐私，并采取适当的保暖措施，防止患者着凉。

3.气囊导尿管固定时，要注意气囊不能卡在尿道内口，以免损伤尿道黏膜。

4.长期留置导尿的患者，拔除导尿管前须对患者进行膀胱功能训练。

5.长期导尿管留置的患者应每周进行尿常规检查，以及时了解患者有无泌尿系统感染。

【巩固提升】

参考答案

1.患者，女，35岁。长期留置导尿管，保持导尿管通畅的方法是（　　）

　A.离床活动是将导尿管末端固定在腹部

　B.维持尿道口清洁

　C.鼓励患者多饮水

　D.集尿袋及时更换

　E.定时更换集尿袋

2.患者，女，45岁。患泌尿系统感染，医嘱做尿培养，患者神志清楚，护士可采用留取尿标本的方法是（　　）

　A.随机留尿100ml　　　　　　　　　　　B.留取中段尿

　C.行导尿术留尿　　　　　　　　　　　　D.收集24小时尿液

　E.留晨首次尿液100ml

3.患者，女，52岁，今晨在腰麻下行子宫全切术，术前护士为其插导尿管，并向其解释手术前插导尿管的目的是（　　）

　A.避免术中出现尿潴留　　　　　　　　　B.避免术中出现尿失禁

　C.便于切除子宫　　　　　　　　　　　　D.避免术中误伤膀胱

　E.减轻肾脏负担

4.患者，女，30岁，卵巢囊肿择期手术。术前留置导尿管的目的是（　　）

    A.做尿培养   B.防止尿路感染

    C.测定残余尿   D.避免术中误伤膀胱

    E.避免出现尿潴留

5.患者，女，63岁，高血压，脑出血。患者昏迷，大小便失禁。对该患者留置尿管的护理应注意（　　）

    A.保持尿管通畅，防止逆行感染

    B.每天倾倒1次引流袋并记录引流量

    C.每日消毒1次导尿

    D.每天进行1次膀胱冲洗

    E.每天更换1次导尿管

【操作视频】

留置导尿术

【考核标准】

女患者留置导尿

项目		考核内容	分值	得分	备注
素质要求（5分）		服装、鞋帽整洁，举止端庄，态度亲切	5		
核对与评估（7分）	核对解释	核对患者的床号、姓名，正确无误	1		
		解释恰当合理，嘱清洗外阴	1		
	评估	患者的病情、治疗、意识状态、自理能力等一般情况	1		
		患者膀胱、尿道疾病及会阴部皮肤黏膜情况	2		
		心理状态、合作程度	2		
操作前准备（8分）	护士准备	洗手，戴口罩	2		
	用物准备	用物齐全，摆放合理	2		
	环境准备	环境安静舒适，温度适宜，关闭门窗、屏风或围帘遮挡	2		
	患者准备	了解相关知识，愿意配合	2		

续表

项目		考核内容	分值	得分	备注
操作过程 （68分）	再次核对	核对床号、姓名等，解释操作目的和配合方法	2		
	安置体位	脱患者对侧裤腿，盖于近侧腿部	2		
		协助患者取屈膝仰卧位，双腿外展	4		
	初步消毒	在患者臀下铺一次性垫巾	2		
		打开导尿包，取出初步消毒用物置于外阴处	2		
		一手戴手套，一手持镊依序消毒阴阜—大阴唇—小阴唇—尿道口	6		
		脱手套，污物移至床尾	2		
	检查准备	在患者两腿之间打开导尿包，无污染	6		
		戴无菌手套、铺洞巾	6		
		无菌物品摆放有序	3		
		用无菌注射器检查导尿管是否通畅，气囊是否漏气	2		
		将导尿管末端与集尿袋接头处相连	4		
		润滑导尿管前端	4		
	再次消毒	再次消毒外阴：尿道口—小阴唇—尿道口，污物移至床尾	6		
	插导尿管	左手分开小阴唇，右手持血管钳将导尿管轻轻插入尿道，见尿后再插5～7cm	6		
		向导尿管注水端注入生理氯化钠溶液，轻拉导尿管，有阻力感即证实在膀胱内	6		
	固定	撤洞巾、擦外阴、用物打包扔至黄色垃圾袋，脱手套	3		
		集尿袋固定合适，贴导尿管标识	2		
操作后 处理 （6分）		协助患者穿裤、整理床单元及用物	3		
		洗手，脱口罩，做记录	3		
综合评价 （6分）	操作质量	达到操作目的，患者无不适等	2		
		操作规范、流畅、严格遵守无菌技术操作的原则	2		
	人文关怀	注重护患沟通、保护患者隐私，注意保暖，体现对患者的人文关怀	2		

✎ **反思日记**

_____

_____

_____

_____

_____

_____

（朱　蓓　汤　艳）

实训 15　男患者留置导尿

📋 **实训目标**

知识目标　掌握男患者留置导尿术的操作要领及注意事项。

能力目标　能正确为男患者实施留置导尿操作。

素质目标　具有严谨规范的工作意识，在操作中展现良好的护患沟通的能力、爱伤意识。

【案例导入】

普外科患者刘先生，38 岁。因车祸导致高位截瘫，无法自主控制排尿，尿液会不自主的流出，患者意识清楚。请遵医嘱为患者留置导尿管。

思考：1.实施男患者留置导尿的关键操作步骤有哪些？

2.如何减少操作过程中的不适？

3.实施男患者留置导尿的注意事项有哪些？

【实训要点】

1.患者为尿失禁状态，留置导尿管持续引流尿液能保持会阴部的清洁干燥，增进患者舒适，预防压疮的发生。

2.患者意识清楚，导尿前应向患者解释导尿管留置的目的及必要性、操作过程、注意事项等，取得患者的合作，消除患者顾虑。

3.操作者需充分了解男性尿道三个狭窄及两个弯曲的解剖特点，操作中动作轻柔，避免损伤尿道黏膜。

4.严格遵循无菌操作原则，以防患者发生尿路感染。

【理论回顾】

1.男性尿道　尿道是尿液排出体外的通道，起自膀胱内称为尿道内口，末端直接开口于体表称为尿道外口。尿道内口周围有平滑肌环绕，形成膀胱括约肌（内括约肌）；尿道穿过尿生殖膈处有横纹肌环绕，形成尿道括约肌（外括约肌），可随意志控制尿道的开闭。临床上将穿过尿生殖膈的尿道部分称为前尿道，未穿过的部分称为后尿道。男、女性尿道有很大差别。男性尿道长18～20cm，有三个狭窄，即尿道内口、膜部和尿道外口；两个弯曲，即耻骨下弯和耻骨前弯。耻骨下弯固定无变化，而耻骨前弯则随阴茎位置的不同而变化，如将阴茎向上提起，耻骨前弯即可消失。

2.前列腺　是男性生殖系统的一部分，位于膀胱下方并环绕尿道的前列腺部。前列腺增生或发炎时会压迫尿道，导致排尿困难。导尿术在这种情况下常用于缓解尿潴留和排尿障碍。在进行导尿时，需要小心通过前列腺部尿道，避免对前列腺和尿道造成进一步的刺激或损伤。

3.尿失禁患者的护理

（1）皮肤护理　注意保持皮肤清洁干燥。床上铺橡胶单和中单，也可使用尿垫或一次性纸尿裤。经常用温水清洗会阴部皮肤，勤换衣裤、床单、尿垫。根据皮肤情况，定时按摩受压部位防止压疮的发生。

（2）外部引流　必要时应用接尿装置引流尿液。女性患者可用女式尿壶紧贴外阴部接取尿液；男性患者可用尿壶接尿，也可用阴茎套连接集尿袋，接取尿液，但此方法不宜长时间使用，每天要定时取下阴茎套和尿壶，清洗会阴部和阴茎，并将局部暴露于空气中。

（3）重建正常的排尿功能　①如病情允许，指导患者每日白天摄入液体2000～3000ml；②观察排尿反应，定时用便器，建立规则的排尿习惯；③指导患者进行骨盆底部肌肉的锻炼，以增强控制排尿的能力。

（4）留置导尿术　长期尿失禁的患者，可行留置导尿术，避免尿液浸渍皮肤，发生皮肤破溃。

（5）心理护理　医务人员应尊重和理解患者，给予安慰、开导和鼓励，使其树立恢复健康的信心，积极配合治疗和护理。

【实训用物】

一次性导尿包（为生产厂商提供的灭菌导尿用物包，包括初步消毒、再次消毒和导尿用物。初步消毒用物有小方盘、内盛数个消毒液棉球袋、镊子、纱布、手套。再次消毒及导尿用物有手套、孔巾、弯盘、气囊导尿管、内盛4个消毒液棉球袋、镊子2把、自带无

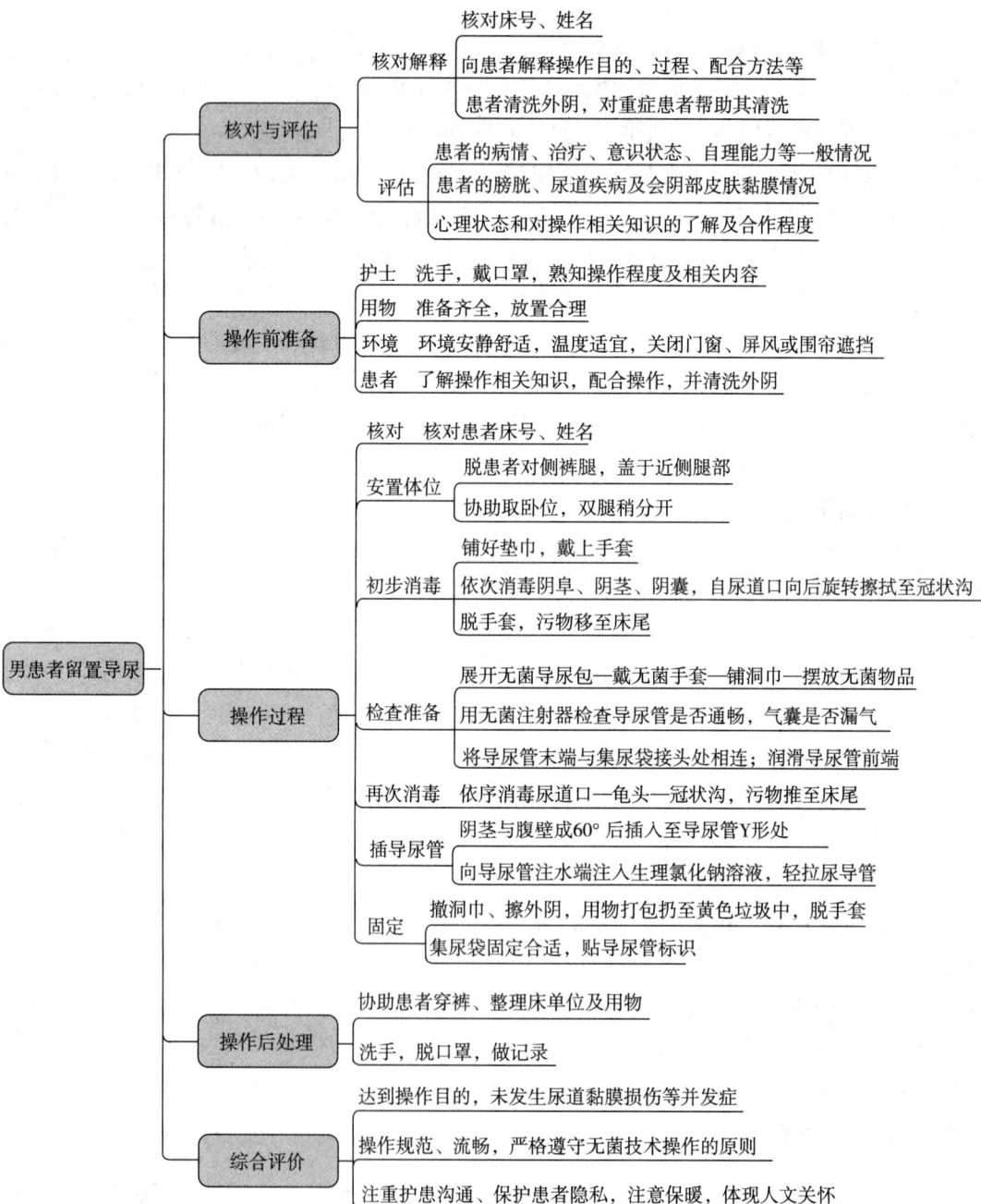

菌液体的10ml注射器、润滑油棉球袋、标本瓶、纱布、集尿袋、方盘、外包治疗巾）、手消毒液、弯盘，一次性垫巾、尿管标识等。

【实训流程】

男患者留置导尿

- **核对与评估**
  - 核对解释
    - 核对床号、姓名
    - 向患者解释操作目的、过程、配合方法等
    - 患者清洗外阴，对重症患者帮助其清洗
  - 评估
    - 患者的病情、治疗、意识状态、自理能力等一般情况
    - 患者的膀胱、尿道疾病及会阴部皮肤黏膜情况
    - 心理状态和对操作相关知识的了解及合作程度

- **操作前准备**
  - 护士　洗手，戴口罩，熟知操作程度及相关内容
  - 用物　准备齐全，放置合理
  - 环境　环境安静舒适，温度适宜，关闭门窗、屏风或围帘遮挡
  - 患者　了解操作相关知识，配合操作，并清洗外阴

- **操作过程**
  - 核对　核对患者床号、姓名
  - 安置体位
    - 脱患者对侧裤腿，盖于近侧腿部
    - 协助取卧位，双腿稍分开
  - 初步消毒
    - 铺好垫巾，戴上手套
    - 依次消毒阴阜、阴茎、阴囊，自尿道口向后旋转擦拭至冠状沟
    - 脱手套，污物移至床尾
  - 检查准备
    - 展开无菌导尿包—戴无菌手套—铺洞巾—摆放无菌物品
    - 用无菌注射器检查导尿管是否通畅，气囊是否漏气
    - 将导尿管末端与集尿袋接头处相连；润滑导尿管前端
  - 再次消毒　依序消毒尿道口—龟头—冠状沟，污物推至床尾
  - 插导尿管
    - 阴茎与腹壁成60°后插入至导尿管Y形处
    - 向导尿管注水端注入生理氯化钠溶液，轻拉尿导管
  - 固定
    - 撤洞巾、擦外阴，用物打包扔至黄色垃圾中，脱手套
    - 集尿袋固定合适，贴导尿管标识

- **操作后处理**
  - 协助患者穿裤、整理床单位及用物
  - 洗手，脱口罩，做记录

- **综合评价**
  - 达到操作目的，未发生尿道黏膜损伤等并发症
  - 操作规范、流畅，严格遵守无菌技术操作的原则
  - 注重护患沟通、保护患者隐私，注意保暖，体现人文关怀

【注意事项】

1.严格执行查对制度和无菌技术操作原则。

2.在操作过程中注意保护患者隐私，并采取适当的保暖措施，防止患者着凉。

3.气囊导尿管固定时，要注意气囊不能卡在尿道内口，以免损伤尿道黏膜。

4.长期留置导尿的患者，拔除导尿管前须对患者进行膀胱功能训练。

5.长期导尿管留置的患者应每周进行尿常规检查，以及时了解患者有无泌尿系统感染。

【巩固提升】

参考答案

1.患者，男，45岁，车祸导致高位截瘫合并尿潴留。留置导尿护理不正确的是（　　）

　　A.倾倒尿液时，引流管不可高于耻骨联合

　　B.每周更换集尿袋1次

　　C.每周更换导尿袋1次

　　D.消毒尿道口自上而下，由内向外

　　E.极度虚弱的患者，第1次导尿量<1000ml

2.患者，男，42岁。因脑部手术后处于昏迷状态。留置导尿术后第10天，当班护士在更换尿袋时观察到尿液浑浊且有沉淀物，该护士应（　　）

　　A.更换导尿管　　　　　　　　　　　　B.消毒尿道口

　　C.膀胱内给予抗生素　　　　　　　　　D.给予膀胱冲洗

　　E.增加输液速度

3.患者，男，54岁，入院后行保留膀胱的手术治疗，术后留置导尿管，下列关于导尿管的护理措施错误的是（　　）

　　A.保持尿管通畅，防止尿管受压或扭曲

　　B.定时观察并记录尿量，颜色及性质

　　C.集尿袋每日更换1次

　　D.定期膀胱灌注

　　E.每日更换导尿管

4.为男患者留置导尿时，将阴茎提起与腹壁呈60°的目的是（　　）

　　A.拉直尿道　　　　　　　　　　　　　B.克服三个狭窄处的阻力

　　C.使两个弯曲消失　　　　　　　　　　D.使耻骨下弯消失

　　E.使耻骨前弯消失

5.为男患者留置导尿插管时，若插管受阻其原因可能是（　　）

　　A.导管过粗　　　　　　　　　　　　　B.导管过细太软

　　C.患者体位不正确　　　　　　　　　　D.膀胱肌肉收缩

　　E.插管方向不正确

【考核标准】

男患者留置导尿

项目		内容	分值	得分	备注
素质要求（5分）		服装、鞋帽整洁，举止端庄，态度亲切	5		
核对与评估（7分）	核对解释	核对患者的床号、姓名，正确无误	1		
		向患者解释操作目的、过程、配合方法等，嘱清洗外阴	1		
	评估	患者的病情、治疗、意识状态、自理能力等一般情况	1		
		患者膀胱、尿道疾病及会阴部皮肤黏膜情况	2		
		心理状态、合作程度	2		
操作前准备（8分）	护士准备	洗手，戴口罩	2		
	用物准备	用物齐全，摆放合理	2		
	环境准备	环境安静舒适，温度适宜，关闭门窗、屏风或围帘遮挡	2		
	患者准备	了解相关知识，愿意配合	2		
操作过程（70分）	再次核对	核对床号、姓名等，解释操作目的和配合方法	2		
	安置体位	脱患者对侧裤腿，盖于近侧腿部	2		
		协助患者取仰卧位，双腿稍分开	4		
	初步消毒	在患者臀下铺一次性垫巾	2		
		打开导尿包，取出初步消毒用物置于外阴处	2		
		一手戴手套，一手持镊依序消毒阴阜、阴茎、阴囊，自尿道口向后旋转擦拭至冠状沟	6		
		脱手套，污物移至床尾	2		
	检查准备	在患者两腿之间打开导尿包，无污染	6		
		戴无菌手套、铺洞巾	6		
		无菌物品摆放有序	3		
		用无菌注射器检查导尿管是否通畅，气囊是否漏气	4		
		将导尿管末端与集尿袋接头处相连	4		
		润滑导尿管前端	4		
	再次消毒	再次消毒外阴：尿道口—龟头—冠状沟，污物推至床尾	6		
	插导尿管	阴茎与腹壁成60°角后插入至导尿管Y形处	6		
		向导尿管注水端注入生理氯化钠溶液，轻拉导尿管，有阻力感即证实在膀胱内	6		
	固定	撤洞巾、擦外阴、用物打包扔至黄色垃圾袋，脱手套	3		
		集尿袋固定合适，贴导尿管标识	2		
操作后处理（4分）		协助患者穿裤、整理床单元及用物	2		
		洗手，脱口罩，做记录	2		

续表

项目		内容	分值	得分	备注
综合评价 （6分）	操作质量	达到操作目的，患者无不适等	2		
		操作规范、流畅，严格遵守无菌技术操作的原则	2		
	人文关怀	注重护患沟通、保护患者隐私，注意保暖，体现对患者的人文关怀	2		

👉 知识窗

无痛新技术，改善留置导尿患者就医体验

1.尿管置入时，将局麻药物通过给药装置自尿道外口注入尿道，起到局部麻醉的作用，减轻导尿管置入时的疼痛不适。

2.导尿及预防导尿管相关尿路感染的指南中，成年人导尿管气囊的注水量为10～15ml。泌尿外科通过体外多次模拟试验发现，直接注水至10ml气囊明显偏移，偏移的气囊导致膀胱颈受力不均，刺激较明显，而采用注水≥15ml后再回抽水至10ml，气囊形状正常，膀胱刺激征也明显减轻。

3.针对手术患者术前准备的留置导尿，改变置管时机，把术前导尿改为术中导尿，麻醉后导尿装置管患者无疼痛刺激的感受。

4.通则不痛、痛则不通。针对患者饮水不规范导致尿管引流不畅，使用尿液比色卡加刻度杯，让患者根据尿液颜色确定合适的饮水量；针对不同人群，采用微信公众号、健康宣教台历、科普视频等方式提高宣教效率，确保导尿管引流畅通。

5.观察发现，拔管时抽出气囊内全部液体后，导尿管前端出现明显褶皱，褶皱刺激会导致拔除导尿管时疼痛加剧。通过多次体外模拟试验，实施拔管时抽尽气囊内的全部液体后，再使用1～2ml注射器向气囊内回注适量的生理氯化钠溶液或气体的方式使褶皱消失（根据导管型号和留置时间确定回注量），此时患者的疼痛可明显减轻。

✎ 反思日记

_____

_____

_____

_____

_____

_____

（朱　蓓　汤　艳）

实训16 大量不保留灌肠

实训目标

知识目标 掌握大量不保留灌肠法的操作要领及注意事项。

能力目标 能正确实施大量不保留灌肠操作。

素质目标 具有严谨规范的工作意识，在操作中展现良好的护患沟通的能力、爱伤观念。

【案例导入】

消化内科患者邹先生，45岁，因结肠多发息肉拟行肠镜下息肉切除术，医嘱术前一日晚行大量不保留灌肠。任务：大量不保留灌肠。

思考：1.实施大量不保留灌肠的关键操作步骤有哪些？

2.不同的灌肠法有哪些操作要点？

3.实施大量不保留灌肠的注意事项有哪些？

【实训要点】

1.患者拟行肠镜下息肉切除术，为减少肠道内的细菌数量，预防术后感染，需要为患者行大量不保留灌肠，以达到清洁肠道的目的。

2.护士应耐心向患者解释大量不保留灌肠的目的、操作过程及术中注意事项，以取得患者的合作，减轻患者的心理压力。

3.操作前护士应熟练掌握大量不保留灌肠的操作要点。

【理论回顾】

1.大肠的结构与功能 人体参与排便运动的主要器官是大肠。大肠的起始段续接回肠，末端终于肛门，全长约1.5m，分盲肠、结肠、直肠三部分。大肠的主要功能是吸收水分和电解质；肠内的细菌对食物残渣、植物纤维进行分解，产生一些气体和合成一些维生素等；分解吸收利用后的残渣形成粪便并暂时储存粪便。正常情况下个体排便活动受意识所控制，自然、无痛苦、无障碍。一般成年人每日排便1~2次，婴幼儿每日3~5次。粪便中含有大量脱落的肠上皮细胞、细菌、机体代谢后废物和极少量润滑肠道、保护肠黏膜的黏液。

2.大量不保留灌肠的目的

（1）解除便秘、肠胀气。

（2）为肠道手术、检查或分娩做准备。

（3）稀释并清除肠道内的有害物质，减轻中毒。

（4）降低温度，灌入低温液体，为高热患者降温。

3.大量不保留灌肠的操作要点

（1）灌肠溶液　常用0.1%～0.2%的肥皂液，生理氯化钠溶液。成年人每次用量为500～1000ml，小儿200～500ml。溶液温度一般为39～41℃，降温时用28～32℃，中暑用4℃。

（2）患者取左侧卧位，双膝弯曲，两腿前后错开。

（3）液面距肛门40～60cm，插入直肠至乙状结肠7～10cm。

（4）灌肠过程中观察筒内液面下降情况，并根据患者的反应，控制灌肠液流入的速度。如溶液流入受阻，可稍移动肛管，必要时轻轻挤压肛管外端检查有无粪块阻塞；若患者有便意，应将灌肠筒适当放低，减慢流速，并嘱患者张口呼吸，减轻腹压；如患者诉说腹部疼痛，应查明原因，酌情减慢流速或立即停止操作，必要时与医师联系，配合做好相应处理。

（5）拔管后协助患者取舒适体位，嘱其尽可能平卧保留5～10分钟后排便，以利粪便软化。行动困难者扶助如厕；不能下床的患者，则保留垫巾，将卫生纸、呼叫器放在患者易取处，10分钟后给予便盆，协助排便。

【实训用物】

治疗车上层：一次性灌肠器包（包内有灌肠筒、引流管、肛管一套，垫巾、肥皂冻1包，纸巾数张，手套）、医嘱执行本、弯盘、水温计、手消毒液。根据医嘱准备的灌肠液。

治疗车下层：便盆、便盆巾、生活垃圾桶、医用垃圾桶。

【实训流程】

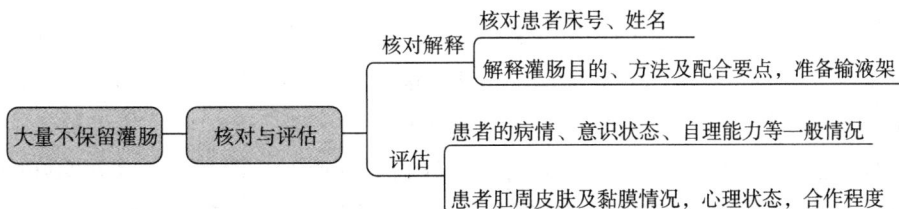

95

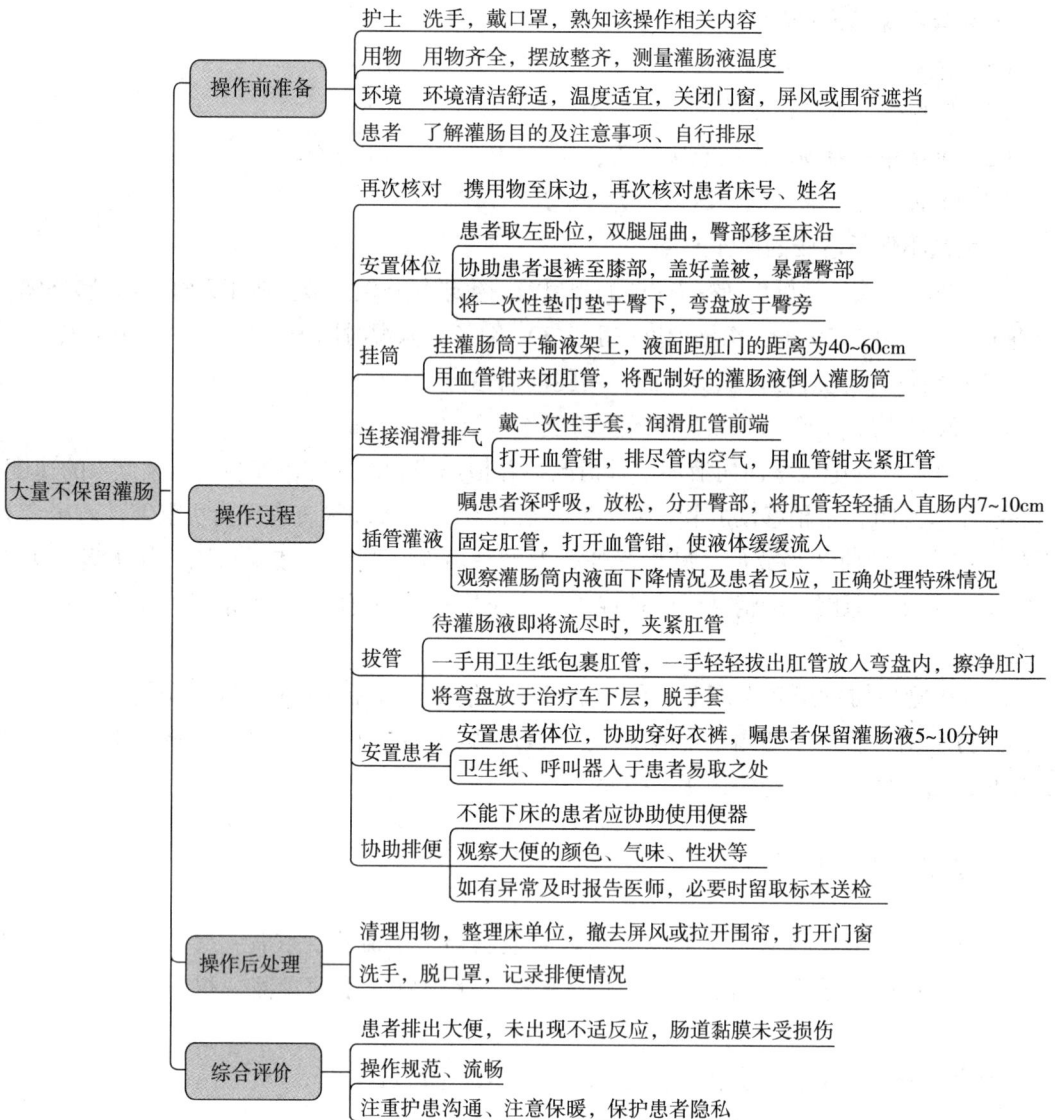

大量不保留灌肠

操作前准备
- 护士　洗手，戴口罩，熟知该操作相关内容
- 用物　用物齐全，摆放整齐，测量灌肠液温度
- 环境　环境清洁舒适，温度适宜，关闭门窗，屏风或围帘遮挡
- 患者　了解灌肠目的及注意事项、自行排尿

操作过程
- 再次核对　携用物至床边，再次核对患者床号、姓名
- 安置体位
  - 患者取左卧位，双腿屈曲，臀部移至床沿
  - 协助患者退裤至膝部，盖好盖被，暴露臀部
  - 将一次性垫巾垫于臀下，弯盘放于臀旁
- 挂筒
  - 挂灌肠筒于输液架上，液面距肛门的距离为40~60cm
  - 用血管钳夹闭肛管，将配制好的灌肠液倒入灌肠筒
- 连接润滑排气
  - 戴一次性手套，润滑肛管前端
  - 打开血管钳，排尽管内空气，用血管钳夹紧肛管
- 插管灌液
  - 嘱患者深呼吸，放松，分开臀部，将肛管轻轻插入直肠内7~10cm
  - 固定肛管，打开血管钳，使液体缓缓流入
  - 观察灌肠筒内液面下降情况及患者反应，正确处理特殊情况
- 拔管
  - 待灌肠液将流尽时，夹紧肛管
  - 一手用卫生纸包裹肛管，一手轻轻拔出肛管放入弯盘内，擦净肛门
  - 将弯盘放于治疗车下层，脱手套
- 安置患者
  - 安置患者体位，协助穿好衣裤，嘱患者保留灌肠液5~10分钟
  - 卫生纸、呼叫器入于患者易取之处
- 协助排便
  - 不能下床的患者应协助使用便器
  - 观察大便的颜色、气味、性状等
  - 如有异常及时报告医师，必要时留取标本送检

操作后处理
- 清理用物，整理床单位，撤去屏风或拉上围帘，打开门窗
- 洗手，脱口罩，记录排便情况

综合评价
- 患者排出大便，未出现不适反应，肠道黏膜未受损伤
- 操作规范、流畅
- 注重护患沟通、注意保暖，保护患者隐私

【注意事项】

1.根据医嘱及患者病情正确选用灌肠液。肝昏迷患者禁用肥皂水灌肠，以减少氨的产生和吸收，以免加重中毒；充血性心力衰竭和水钠潴留的患者禁用生理氯化钠溶液灌肠。

2.掌握溶液的种类、液量、温度、浓度及压力。为某些颅脑、心脏疾患及老年人、小儿灌肠时应慎重，压力要低，速度要慢；为伤寒患者灌肠时，溶液不得超过500ml，压力要低（液面距肛门不得超过30cm）；降温灌肠，可用28～32℃等渗氯化钠溶液，中暑患者用4℃等渗氯化钠溶液，保留30分钟后再排出，排便后隔30分钟测量体温并记录。

3.选用合适的体位。一般患者选用左侧卧位；为高龄、体弱、大便失禁的患者，可采取仰卧位，臀下垫便盆。

4.密切观察患者的反应。若出现面色苍白、出冷汗、脉速、剧烈腹痛、心慌气急、应立即停止灌肠，通知医师进行处理。

5.操作过程中尽量减少患者的暴露，保护患者隐私，防止着凉。

6.掌握禁忌证，妊娠、急腹症、消化道出血和严重心血管疾病的患者禁忌灌肠。

【巩固提升】

参考答案

1.患者，男，46岁，体温持续39℃以上，医嘱给予生理氯化钠溶液大量不保留灌肠、降温。灌肠操作步骤错误的是（　　）

　　A.为患者置侧卧位　　　　　　　　　B.灌肠液800ml，液温35℃

　　C.插管深度7～10cm　　　　　　　　D.液面距肛门50cm

　　E.嘱患者保留30分钟

2.在肥皂水大量不保留灌肠中，当液体流入不畅时应（　　）

　　A.嘱患者做深呼吸　　　　　　　　　B.拔出肛管

　　C.降低灌肠筒　　　　　　　　　　　D.移动肛管

　　E.抬高灌肠筒

3.患者，女，35岁。主诉腹胀，4天未排便，触诊腹部较硬，且紧张，可触及包块，肛诊可触及粪块。灌肠桶内液面距离肛门（　　）

　　A. 10～20cm　　　　　　　　　　　　B. 20～30cm

　　C. 30～40cm　　　　　　　　　　　　D. 40～60cm

　　E. 60～80cm

4.患者，女，35岁。主诉腹胀，4天未排便，触诊腹部较硬，且紧张，可触及包块，肛诊可触及粪块。肛管插入直肠的深度为（　　）

　　A. 3～6cm　　　　　　　　　　　　　B. 7～8cm

　　C. 11～13cm　　　　　　　　　　　　D. 14～16cm

　　E.18～20cm

5.患者，女，35岁。主诉腹胀，4天未排便，触诊腹部较硬，且紧张，可触及包块，肛诊可触及粪块。当液体灌入100ml时患者感觉腹胀有便意，正常的护理措施是（　　）

　　A.停止灌肠　　　　　　　　　　　　B.协助患者平卧

　　C.嘱患者张口深呼吸　　　　　　　　D.提高灌肠桶的高度

　　E.移动肛管或挤捏肛管

【考核标准】

大量不保留灌肠

项目	考核内容	分值	得分	备注
素质要求（5分）	衣帽整洁，举止得体，态度和善	5		

项目		考核内容	分值	得分	备注
核对与评估 （10分）	核对解释	核对床号、姓名，正确无误	2		
		解释灌肠目的、方法及配合要点，准备输液架	2		
	评估	患者病情、意识状态、治疗、自理能力等一般情况	2		
		患者肛周皮肤及黏膜	2		
		患者的心理状态，合作程度	2		
操作前准备 （10分）	护士准备	洗手，戴口罩	2		
	用物准备	用物齐全，摆放整齐，灌肠液温度适宜（39～41℃）	4		
	环境准备	环境清洁舒适，温度适宜，关闭门窗，屏风或围帘遮挡	2		
	患者准备	了解相关知识，配合操作，已排尿	2		
操作过程 （61分）	再次核对	携用物至床旁，再次核对床号、姓名	2		
	安置体位	左侧卧位，双腿屈曲，臀部移向床沿	3		
		协助脱裤，暴露臀部，注意保暖	3		
		铺橡胶单及治疗巾或一次性垫巾于臀下，弯盘置于臀旁	3		
	挂筒	挂灌肠筒于输液架上，液面距肛门的距离为40～60cm			
		用血管钳夹闭肛管，将配制好的灌肠液倒入灌肠筒	4		
	连接润滑 排气	戴一次性手套，连接肛管，润滑肛管前端	3		
		打开血管钳，排尽管内空气，用血管钳夹紧肛管	3		
	插管灌液	嘱患者深呼吸，放松	3		
		分开臀部，暴露肛门，将肛管轻轻插入直肠内7～10cm	6		
		一手固定肛管，一手打开血管钳，使液体缓缓流入，观察灌肠筒内液面下降情况	6		
		能正确处理（或说出）液体流入受阻的处理方法	4		
		能正确处理（或说出）患者有便意的处理方法	4		
	拔管	待灌肠液即将流尽时，夹紧肛管	3		
		一手用卫生纸包裹肛管，一手轻轻拔出肛管放入弯盘内，擦净肛门	2		
		将弯盘放于治疗车下层，脱手套	2		
	安置患者	安置患者于合适体位，穿好衣裤、嘱患者尽量保留灌肠液5～10分钟	3		
		卫生纸、呼叫器放于患者易取之处	2		
	协助排便	对不能下床的患者应协助使用便器，观察大便的颜色、气味、性状等	2		
		如有异常及时报告医师，必要时留取标本送检	3		
操作后处理 （6分）		清理用物，整理床单位，撤去屏风或拉开围帘，打开门窗	4		
		洗手，脱口罩，记录排便情况	2		

续表

项目		考核内容	分值	得分	备注
综合评价（8分）	操作质量	达到操作目的，患者无不适	2		
		流程正确，操作规范	2		
	人文关怀	注重护患交流，及时正确开展健康教育，注意保暖，保护患者隐私	4		

反思日记

_____

_____

_____

_____

_____

_____

_____

（朱　蓓　赵　静）

实训 17　保留灌肠

实训目标

知识目标　掌握保留灌肠法的操作要领及注意事项。

能力目标　能正确实施保留灌肠操作。

素质目标　具有严谨规范的工作意识，在操作中展现良好的护患沟通的能力、爱伤观念。

【案例导入】

感染科患者刘先生，35 岁，诊断：慢性细菌性痢疾，医嘱：2% 小檗碱 50ml 保留灌肠 qd。任务：执行保留灌肠。

思考：1.实施保留灌肠的关键操作步骤有哪些？

2.保留灌肠和不保留灌肠有哪些区别？

3.实施保留灌肠的注意事项有哪些？

【实训要点】

1.慢性细菌性痢疾为肠道感染性疾病，给予局部消炎药保留灌肠可以更快地减轻症状，睡前实施保留灌肠可延长保留时间，效果更佳。

2.慢性细菌性痢疾的病变部位多在直肠或乙状结肠，灌肠时，指导患者取左侧卧位。

3.为达到药物疗效操作时护士应在患者臀下垫一垫枕，使臀部抬高10cm。

【理论回顾】

保留灌肠是将药液通过肛管经直肠灌入到结肠内，药液被肠黏膜吸收后或作用于肠壁局部疾患，以达到全身或局部治疗的目的。

1.目的

（1）镇静、催眠。

（2）治疗肠道感染。

2.操作要点

（1）常用灌肠液　药物及剂量遵医嘱准备，灌肠液量不超过200ml。溶液温度38℃。镇静催眠用10%水合氯醛，剂量按医嘱准备；抗肠道感染用2%小檗碱或0.5%~1%新霉素或其他抗生素溶液。

（2）选择卧位　灌肠前了解病变部位，根据病变部位选择卧位。如慢性痢疾病变多在乙状结肠和直肠，故采用左侧卧位为宜；阿米巴痢疾病变多见于回盲部，应采取右侧卧位，以提高治疗效果。根据结肠解剖特征，可先采用左侧卧位，注入药液后，依次作膝胸卧位、右侧卧位、仰卧姿势，抬高臀部10cm，使药液随体位变化引流入全结肠，增加药物与肠黏膜接触面积，延长药物体内保留时间。

（3）保留灌肠肛管插入要深　成年人15~20cm，溶液流速宜慢，压力要低（如灌肠液量较多时，可放入一次性灌肠袋或小量灌肠筒内滴入，液面距肛门不超过30cm），以便于药液保留。

（4）拔管　肛管拔出后，用卫生纸在肛门处轻轻按揉片刻，嘱患者尽量保留1小时以上，臀部仍稍抬高，以利药物吸收。

【实训用物】

治疗车上层：注洗器、治疗碗（内盛遵医嘱备的灌肠液）、肛管（20号以下）、温开水5~10ml、止血钳、润滑剂、棉签、手套、弯盘、卫生纸、橡胶或塑料单、治疗巾、小垫枕、手消毒液。

治疗车下层：便盆和便巾、生活垃圾桶、医用垃圾桶。

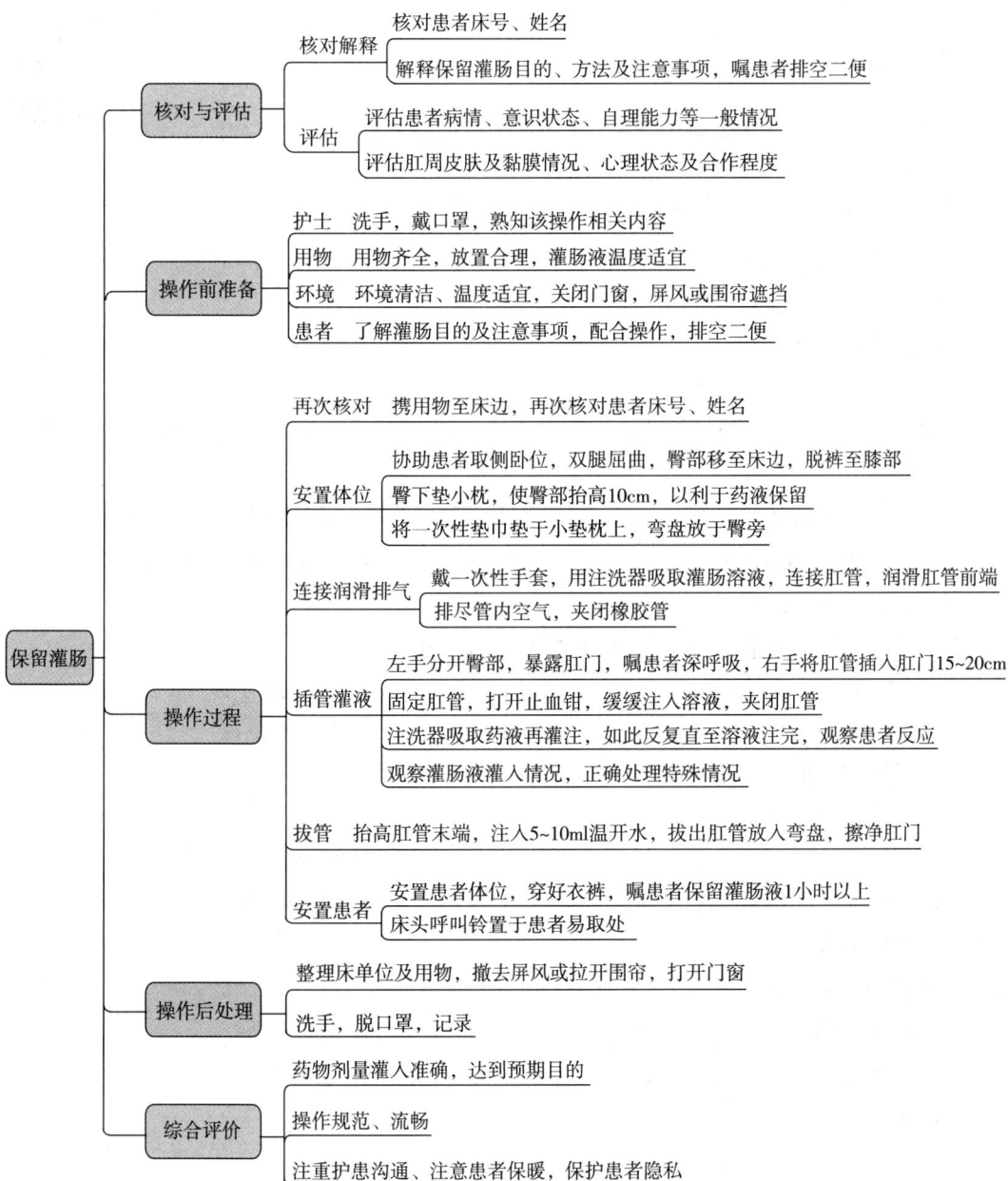

【实训流程】

保留灌肠

- **核对与评估**
  - 核对解释
    - 核对患者床号、姓名
    - 解释保留灌肠目的、方法及注意事项，嘱患者排空二便
  - 评估
    - 评估患者病情、意识状态、自理能力等一般情况
    - 评估肛周皮肤及黏膜情况、心理状态及合作程度

- **操作前准备**
  - 护士　洗手，戴口罩，熟知该操作相关内容
  - 用物　用物齐全，放置合理，灌肠液温度适宜
  - 环境　环境清洁、温度适宜，关闭门窗，屏风或围帘遮挡
  - 患者　了解灌肠目的及注意事项，配合操作，排空二便

- **操作过程**
  - 再次核对　携用物至床边，再次核对患者床号、姓名
  - 安置体位
    - 协助患者取侧卧位，双腿屈曲，臀部移至床边，脱裤至膝部
    - 臀下垫小枕，使臀部抬高10cm，以利于药液保留
    - 将一次性垫巾垫于小垫枕上，弯盘放于臀旁
  - 连接润滑排气
    - 戴一次性手套，用注洗器吸取灌肠溶液，连接肛管，润滑肛管前端
    - 排尽管内空气，夹闭橡胶管
  - 插管灌液
    - 左手分开臀部，暴露肛门，嘱患者深呼吸，右手将肛管插入肛门15~20cm
    - 固定肛管，打开止血钳，缓缓注入溶液，夹闭肛管
    - 注洗器吸取药液再灌注，如此反复直至溶液注完，观察患者反应
    - 观察灌肠液灌入情况，正确处理特殊情况
  - 拔管　抬高肛管末端，注入5~10ml温开水，拔出肛管放入弯盘，擦净肛门
  - 安置患者
    - 安置患者体位，穿好衣裤，嘱患者保留灌肠液1小时以上
    - 床头呼叫铃置于患者易取处

- **操作后处理**
  - 整理床单位及用物，撤去屏风或拉开围帘，打开门窗
  - 洗手，脱口罩，记录

- **综合评价**
  - 药物剂量灌入准确，达到预期目的
  - 操作规范、流畅
  - 注重护患沟通、注意患者保暖，保护患者隐私

【注意事项】

1. 保留灌肠前嘱患者排便，肠道排空有利于药液吸收。
2. 了解灌肠目的和病变部位，以确定患者的卧位和插入肛管的深度。

3.保留灌肠时，应选择稍细的肛管并且插入要深，液量不宜过多，压力要低，灌入速度宜慢，以减少刺激，使灌入的药液能保留较长时间，利于肠黏膜吸收。

4.肛门、直肠、结肠手术的患者及大便失禁的患者，不宜做保留灌肠。

【巩固提升】

参考答案

1.患者，男，患慢性阿米巴性痢疾，用2%小檗碱灌肠治疗，下列护理措施错误的是（　）

    A.在晚间睡眠前灌入

    B.灌肠前患者先排便

    C.灌肠时患者取左侧卧位

    D.肛管插入肛门10～15cm

    E.灌入后保留1小时以上

2.患者，女，59岁，因术前焦虑，夜间失眠，医嘱给予10%水合氯醛20ml，保留灌肠，操作错误的是（　）

    A.嘱患者先排尿、排便   B.取左侧卧位

    C.插入肛管10～15cm   D.液面距肛门>30cm

    E.保留溶液1小时以上

3.灌肠结束后，患者尽量保留灌肠溶液（　）排便

    A.30分钟～1小时   B.15～20分钟

    C.20～30分钟   D.5～10分钟

    E.1小时以上

4.保留灌肠适用于（　）

    A.慢性菌痢   B.早孕

    C.急腹症   D.排便失禁

    E.结肠手术

5.不宜做保留灌肠的患者是（　）

    A.肝性脑病   B.高热惊厥

    C.慢性菌痢   D.大便失禁

    E.顽固失眠

【操作视频】

灌肠术

【考核标准】

保留灌肠

项目		考核内容	分值	得分	备注
素质要求（5分）		衣帽整洁，举止得体，态度和善	5		
核对与评估（9分）	核对解释	核对床号、姓名，正确无误	2		
		解释保留灌肠目的、操作过程、操作中注意事项等；嘱患者排空大小便	2		
	评估	患者病情、意识状态、自理能力等一般情况	2		
		肛周皮肤及黏膜	2		
		患者的心理状态，合作程度	1		
操作前准备（8分）	护士准备	洗手，戴口罩	1		
	用物准备	用物齐全，摆放整齐，灌肠液温度适宜	3		
	环境准备	环境清洁，温度适宜，关闭门窗，屏风或围帘遮挡	2		
	患者准备	了解相关知识，配合操作，已排空大小便	2		
操作过程（66分）	再次核对	携用物至床旁，再次核对床号、姓名	2		
	安置体位	协助患者取侧卧位，双腿屈曲，臀部移至床边，脱裤至膝部	4		
		患者臀下垫枕，使臀部抬高10cm，以利于药液的保留	4		
		将橡胶单和治疗巾或一次性垫巾垫于小垫枕上，弯盘置于臀旁，注意保暖	4		
	连接润滑排气	戴手套	2		
		用注洗器吸取灌肠溶液，连接肛管，润滑肛管前端	4		
		排尽管内空气，夹闭橡胶管	4		
	插管灌液	左手分开臀部，暴露肛门，嘱患者深呼吸，右手将肛管轻轻地插入15～20cm	6		
		固定肛管，打开血管钳	3		
		缓缓注入溶液，夹闭肛管，注洗器吸取药液再灌注，如此反复直至溶液注完，或使用灌肠筒缓慢灌入溶液	6		
		观察液面下降情况	4		
		能正确处理（或说出）液体流入受阻的处理方法	4		
		能正确处理（或说出）患者有便意的处理方法	4		

续表

项目		考核内容	分值	得分	备注
操作过程 （66分）	拔管	药液注入结束后，注入5~10ml温开水，同时抬高肛管末端	4		
		纱布包裹并反折肛管末端，拔出肛管放入弯盘，擦净肛门	4		
		将弯盘放于治疗车下层，脱手套	2		
	安置患者	安置患者于合适体位，穿好衣裤，嘱患者尽量保留灌肠液1小时以上	4		
		呼叫器放于患者易取之处	1		
操作后处理 （4分）		整理床单位及用物，撤去屏风或拉开围帘，打开门窗	2		
		洗手、脱口罩、记录	2		
综合评价 （8分）	操作质量	药物剂量灌入准确，达到预期目的	2		
		操作规范、流畅	2		
	人文关怀	注重护患沟通，注意患者保暖，保护患者隐私	4		

👉 **知识窗**

超声引导下新型水压灌肠

肠套叠是一种常见的儿科急症，尤其是在幼儿中。水灌肠复位技术作为一种新的治疗方法，已被广泛应用于肠套叠的非手术治疗中。

非手术治疗儿童肠套叠已成为公认的首选方法，X线荧光屏监视下的气灌肠及超声监视下的水灌肠是非手术治疗肠套叠的主要疗法。尽管X线监视下的气灌肠技术应用广泛，但宝宝需要完全暴露在X线下，这一点让很多家长难以释怀。而超声引导下生理氯化钠溶液灌肠可以有效避免宝宝暴露在放射环境中，无需使用镇静剂，无需接触X射线，安全性非常高，家长容易接受。超声引导生理氯化钠溶液灌肠能通过超声监测的实时性为水压灌肠复位撑起一道保护伞。在复位过程中，超声一方面可以直观地显示套入肠管的复位程度，根据套叠残留程度实时调节水压，从而有效地进行复位；另一方面，超声通过显示肠管的膨胀程度及外接压力装置监测肠腔内压力，从而控制生理氯化钠溶液灌注量，避免流量过大致肠腔内压力过高引起肠穿孔。值得一提的是，对于复发性肠套叠，超声还可以及时发现导致肠套叠的原发病因，同时有效鉴别回盲瓣增厚与套叠未完全复位的情况，避免不必要的多次灌肠复位。近年来，超声引导下生理氯化钠溶液灌肠在小儿肠套叠的灌肠复位治疗中应用越来越广泛，让越来越多的肠套叠患儿获得及时高效的治愈。

✍ 反思日记

_____

_____

_____

_____

_____

_____

（朱 蓓 赵 静）

情境五 给药护理技术

【概述】

药物在预防、诊断和治疗疾病过程中起着重要的作用。给药即药物治疗，是临床最常用的一种治疗方法。在临床护理工作中，护士是各种药物治疗的实施者，也是用药过程的监护者。为了合理、准确、安全、有效地给药，护士必须了解相关的药理学知识，熟练掌握正确的给药方法和技术，严格遵循给药原则、注射原则，正确评估患者用药后的疗效与反应，指导患者合理用药，使药物治疗达到最佳效果。

1.给药原则

（1）根据医嘱给药　护士在用药前必须查对医嘱，清楚明确的医嘱必须严格执行；对有疑问的医嘱，应及时向医师提出，不可盲目执行；不可擅自更改医嘱。对医院常用的外文缩写及中文译意都应掌握并能熟练运用。

（2）严格执行查对制度　"三查"即药物治疗操作前、操作中、操作后查（查七对内容）；"七对"即对床号、姓名、药名、浓度、剂量、方法、时间（包括药物有效时间和用药执行时间）。

（3）正确实施给药　做到"五准确"即准确的患者、准确的药名、准确的剂量或浓度、准确的时间、准确的途径；同时防止药液污染或药效降低；做到沟通与指导，应用熟练的沟通技巧，减轻患者的痛苦，并指导患者相关用药知识。

（4）观察疗效与反应　要注意观察药物的疗效及不良反应，对易引起过敏及毒副反应较大的药物，更应加强用药前的询问和用药后的观察，必要时做好记录。

2.注射原则

（1）严格执行查对制度　做好"三查七对"，"三查"即药物治疗操作前、操作中、操作后查（查七对内容）；"七对"即对床号、姓名、药名、浓度、剂量、方法、时间（包括药物有效时间和用药执行时间）确保准确无误给药；检查药物质量，如发现药液过期、浑浊、沉淀、变色、变质或药液瓶身有裂痕等现象则不可使用；同时注射多种药物，应检查药物有无配伍禁忌。

（2）严格遵守无菌操作原则　①注射场所空气清洁，符合无菌操作要求。②注射前护士必须修剪指甲、洗手、戴口罩、衣帽整洁。③注射器内壁、活塞轴、乳头、针梗、针尖及针栓内壁必须保持无菌。④注射部位皮肤从注射点向外螺旋式消毒，范围宜大，一般直径>5cm。消毒液可用0.5%碘伏或2%碘酊和70%乙醇等；2%碘酊消毒待干后需用70%乙醇脱碘，0.5%碘伏需消毒两遍，无须脱碘。

（3）严格执行消毒隔离制度，预防交叉感染 任何注射法都要做到一人一注射器；静脉注射还要做到一人一止血带，一人一消毒巾；注射器及针头用后必须按规定处理。

（4）选择合适的注射器针头 根据药液的量、黏稠度和刺激性的强弱选择合适的注射器和针头，空筒与活塞无裂缝、不漏气；针头型号合适、锐利、无弯曲；注射器与针头衔接要紧密；一次性注射器的包装应密封，且在有效期内。

（5）注射药液现配现用 注射药液应在规定时间内临时配置和抽取，及时注射，以防药物效价降低或污染。

（6）选择合适的注射部位 应避开神经、血管处（静脉注射除外）；不可在炎症、瘢痕、硬结、皮肤受损处进针；对需长期注射的患者，应经常更换注射部位。

（7）注射前先排尽空气 注射前注射器内应排尽空气，特别是静脉注射，以防空气进入血管形成气栓；排气时，手指要固定针栓，针乳头置于最高处；排清空气同时要防止浪费药液。

（8）注射前检查有无回血 进针后注射药液前，应轻轻旋转活塞，检查有无回血。皮下及肌内注射无回血方能注药，若有回血，应拔出针头重新进针；静脉注射必须见到回血再平行进入少许，方可推药。

（9）掌握合适的进针角度和深度 各种注射法分别有不同的进针角度和深度要求；进针时不可将针梗全部刺入注射部位，以防不慎断针增加处理难度。

（10）掌握无痛注射技术 分散患者注意力，去除患者心理顾虑；安置合适体位，使肌肉松弛；做到"两快一慢"，即进针和拔针快、推注药液慢；刺激性强的药液应选择长针头深注射；同时注射多种药液应先注射无刺激性或刺激性小的药，后注入有刺激性或刺激性大的药物。

3.医院常用的外文缩写及中文译意

外文缩写	中文译意	外文缩写	中文译意
qd	每日一次	gtt	滴
bid	每日二次	qod	隔日一次
tid	每日三次	biw	每周二次
qid	每日四次	am	上午
q2h	每2小时一次	pm	下午
q4h	每4小时一次	st	即刻
q6h	每6小时一次	DC	停止
qn	每晚一次	prn	需要时（长期）
hs	临睡前	sos	需要时（临时）
po	口服	aa	各
ac	饭前	ID	皮内注射
pc	饭后	H	皮下注射
12n	中午12点	IM或im	肌内注射
12mn	午夜12点	IV或iv	静脉注射

实训 18　皮内注射

实训目标

知识目标　掌握皮内注射的操作要领及注意事项。

能力目标　能严格执行无菌操作技术和查对制度；能正确实施皮内注射法。

素质目标　具有严谨规范的工作意识，在操作中展现良好的护患沟通的能力、爱伤意识。

【案例导入】

呼吸科患者赵先生，18岁。三天前淋雨后出现高热，体温高达39.5℃，伴有寒战，随之出现咳嗽，咳出铁锈色痰液入院就诊。诊断：大叶性肺炎。医嘱：①青霉素皮试，st；②生理氯化钠溶液500ml + 青霉素800万U，iv gtt，qd。任务：实施青霉素皮试。

思考：1.实施青霉素皮试前应如何评估？

2.实施青霉素皮试的关键操作步骤有哪些？

3.实施青霉素皮试的注意事项有哪些？

【实训要点】

1.患者确诊为急性炎症，需要抗感染治疗。

2.青霉素治疗大叶性肺炎效果好，但有可能引起过敏反应，使用前须做药物过敏试验。

3.操作前应询问患者用药史、过敏史、家族史，在确认无青霉素过敏史后按规定进行青霉素过敏试验，结果阴性方可使用。用药过程中需加强观察。

4.青霉素水溶液性质不稳定，皮试液应现用现配，同时需备好急救药物。

【理论回顾】

皮内注射法是将少量药液或生物制品注射于表皮与真皮之间的方法。

1.目的

（1）进行药物过敏试验，以观察有无过敏反应。

（2）预防接种，如卡介苗。

（3）局部麻醉的起始步骤。

2.注射部位

（1）药物过敏试验选择前臂掌面下1/3处，因该部位皮肤较薄，易于进针，且肤色较淡，易于辨别皮试结果。

（2）预防接种部位常选择上臂三角肌下缘。

（3）局部麻醉则选择麻醉处。

3.注射要点　左手绷紧注射部位皮肤，右手持注射器，针尖斜面向上与皮肤约呈5°角刺入皮内，待针头斜面全部进入皮内后，放平注射器，左手拇指固定针栓，右手缓缓注入药液0.1ml，局部隆起呈半球圆皮丘，皮肤变白并显露毛孔。

【实训用物】

治疗车上层：基础注射盘内置消毒液（聚维酮碘溶液或安尔碘、70%乙醇）、无菌棉签、弯盘、砂轮，按执行单备药，根据药物剂量选择注射器，皮下注射一般用1~2ml注射器、$5\frac{1}{2}$~6号针头，快速手消毒液。

治疗车下层：备医用垃圾桶、生活垃圾桶、锐器盒。

【实训流程】

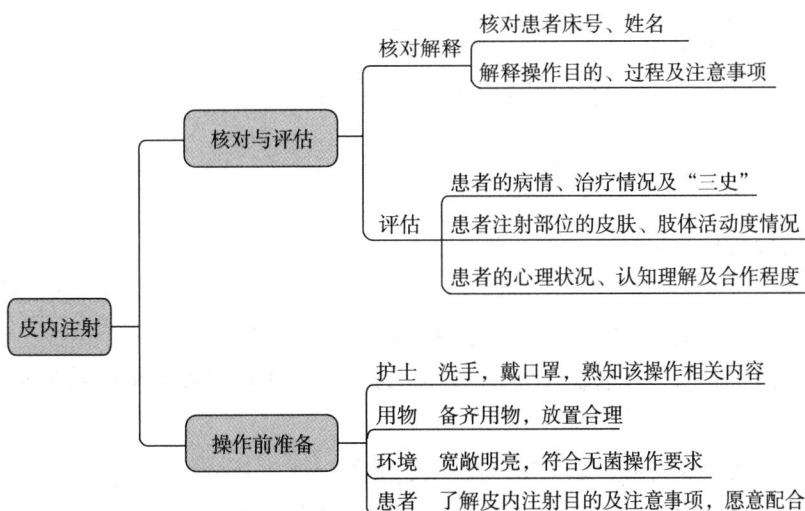

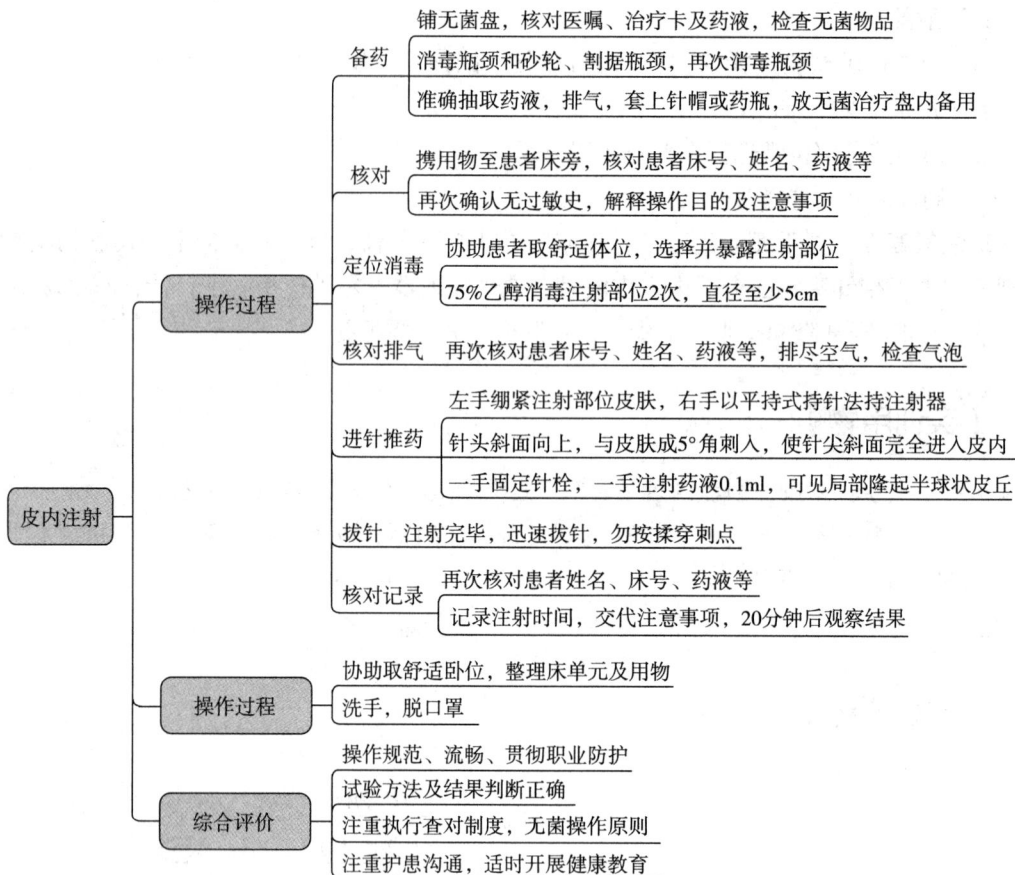

```
                                    铺无菌盘，核对医嘱、治疗卡及药液，检查无菌物品
                              备药    消毒瓶颈和砂轮，割据瓶颈，再次消毒瓶颈
                                    准确抽取药液，排气，套上针帽或药瓶，放无菌治疗盘内备用

                              核对    携用物至患者床旁，核对患者床号、姓名、药液等
                                    再次确认无过敏史，解释操作目的及注意事项

                              定位消毒  协助患者取舒适体位，选择并暴露注射部位
                                    75%乙醇消毒注射部位2次，直径至少5cm

                   操作过程    核对排气  再次核对患者床号、姓名、药液等，排尽空气，检查气泡

                                    左手绷紧注射部位皮肤，右手以平持式持针法持注射器
                              进针推药  针头斜面向上，与皮肤成5°角刺入，使针尖斜面完全进入皮内
                                    一手固定针栓，一手注射药液0.1ml，可见局部隆起半球状皮丘

         皮内注射              拔针    注射完毕，迅速拔针，勿按揉穿刺点

                              核对记录  再次核对患者姓名、床号、药液等
                                    记录注射时间，交代注意事项，20分钟后观察结果

                                    协助取舒适卧位，整理床单元及用物
                   操作过程    洗手，脱口罩

                                    操作规范、流畅、贯彻职业防护
                   综合评价    试验方法及结果判断正确
                              注重执行查对制度，无菌操作原则
                              注重护患沟通，适时开展健康教育
```

【注意事项】

1.严格执行三查七对制度及无菌操作原则。

2.做药物过敏试验前，应详细询问患者的用药史、过敏史及家族史，如患者对需要注射的药物有过敏史，则不可做皮试，应及时汇报医生更换其他药物。

3.药物过敏试验时忌用含碘消毒剂消毒，以免着色影响对局部反应的观察及与碘过敏反应相混淆。

4.拔针后切勿按揉局部，以免影响结果的观察。

5.若患者乙醇过敏，可选择0.9%生理氯化钠溶液进行皮肤清洁。

6.如需做对照试验，在另一前臂相同部位，注入生理氯化钠溶液0.1ml，20分钟后观察结果。

7.若药物过敏试验结果为阳性，严禁使用青霉素，应报告医师，并在医嘱单、体温单、病历卡、注射卡、床头卡及诊疗病历上醒目注明青霉素过敏试验阳性，并告知患者及其家属引起注意，避免使用此类药物。

【健康宣教】

1.为患者做药物过敏试验后，嘱患者勿离开病室或注射室，20分钟后观察结果。同时告知患者，如有不适应立即通知护士，以便及时处理。

2.拔针后指导患者勿按揉局部，以免影响结果观察。

【巩固提升】

参考答案

1.皮内注射进行药物过敏试验时，下列不正确的是（　　）

　A.应用1ml注射器

　B.选用4～4.5号针头

　C.用2%碘酊消毒皮肤

　D.针尖斜面向上与皮肤成5°角刺入皮内

　E.进针深度为针尖斜面

2.用皮内注射法接种卡介苗，正确的步骤是（　　）

　A.注射前询问过敏史　　　　　　　　B.进针部位在前臂掌侧上段

　C.进针时针头与皮肤呈5°角　　　　　D.注入药液前要抽回血

　E.拔针后用干棉签轻压针刺处

3.皮试的部位及方法是（　　）

　A.股外侧肌，皮下注射　　　　　　　B.三角肌，肌内注射

　C.三角肌外缘，皮内注射　　　　　　D.三角肌外缘，皮下注射

　E.前臂掌侧下段，皮内注射

4.患者，女，52岁，因患宫颈癌需行子宫切除术。术前准备做青霉素皮试时，错误的是（　　）

　A.如青霉素过敏需做皮试　　　　　　B.停用青霉素超过3天重做皮试

　C.青霉素试验液应现配现用　　　　　D.青霉素更换批号重做皮试

　E.皮试前应准备急救药物

5.患者，男，40岁，肛周脓肿，医嘱青霉素过敏试验阴性后，肌内注射160万U青霉素。护士在给患者做青霉素皮试时应注意（　　）

　A.用2%碘酊消毒皮肤，75%乙醇脱碘

　B.进针角度为20°～30°

　C.通常注药量为0.1ml

　D.拔针后，用无菌棉签按压针眼处

　E.若为药物过敏试验，同时需做对照试验，则用同一注射器及针头，在另一侧前臂相应部位注入0.1ml 0.9%氯化钠溶液

【操作视频】

皮内注射

【考核标准】

皮内注射

项目		考核内容	分值	得分	备注
素质要求（5分）		衣帽整洁，举止得体，态度和善	5		
核对与评估（10分）	核对解释	核对床号、姓名，正确无误	2		
		解释皮内注射的目的、操作过程及注意事项	1		
	评估	患者的病情、治疗情况及"三史"（用药史、家族史、过敏史）	3		
		患者注射部位的皮肤、肢体活动度情况	3		
		心理状态，认知及合作程度	1		
操作前准备（5分）	护士准备	洗手、戴口罩	1		
	用物准备	备齐用物，放置合理	2		
	环境准备	宽敞明亮、符合无菌操作要求	1		
	患者准备	理解操作目的及注意事项，愿意配合	1		
操作过程（68分）	备药	铺无菌盘	3		
		核对医嘱、治疗卡、药液	3		
		检查药液、注射器及无菌物品	3		
		消毒瓶颈和砂轮、割据瓶颈，再次消毒瓶颈	3		
		准确抽取药液，排气，套上针头保护套或药瓶，放无菌治疗盘内备用	3		
	核对	备齐用物，携至患者床旁，核对患者的床号、姓名、药名、剂量、给药途径等	4		
		再次确认无过敏史，解释操作目的及注意事项	2		
	定位消毒	协助患者取合适体位，选择并暴露注射部位	2		
		75%乙醇消毒注射部位2次，直径至少5cm	5		
	核对排气	再次核对，项目无遗漏	4		
		排尽注射器内的空气，检查有无气泡	4		

续表

项目		考核内容	分值	得分	备注
操作过程（68分）	进针推药	左手绷紧注射部位皮肤，右手以平持式持针法持注射器	6		
		针头斜面向上，与皮肤成5°角刺入，使针尖斜面完全进入皮内	6		
		一手固定针栓，一手注射药液0.1ml，可见局部隆起半球状皮丘，皮肤变白，毛孔显露	6		
	拔针	注射完毕，迅速拔出针头，勿按揉穿刺点	3		
	核对	再次核对患者姓名、床号、药品等，记录注射时间	4		
		交代注意事项	5		
		20分钟后观察结果	2		
操作后处理（4分）		协助取舒适卧位，整理床单元及用物	2		
		洗手，脱口罩，（如皮试，皮试结果判断正确）记录准确	2		
综合评价（8分）	操作质量	达到操作目的，患者无不适等	1		
		操作规范、流畅，做好职业防护	1		
		试验方法及结果判断正确	2		
		严格执行查对制度与无菌操作原则	2		
	人文关怀	注重护患交流，及时正确开展健康教育	2		

👉 知识窗

无针注射器

无针注射又称射流注射器，是在进行药物注射时不借助针头，而是利用瞬时高压使注射器内药物通过喷嘴形成高速、高压的喷射流，从而使药物穿透皮肤到皮下、皮内等释放药效的医疗装置。其特点为药液在皮下弥散分布，起效时间更快，药物吸收率更高。1866年，法国科学家首次提出"无针注射"的概念，从此众多学者开始研制无需针头，经多年研制，世界上第一只无针注射器产品于1992年在美国上市，获批专用于注射胰岛素。2012年3月，我国首个拥有自主知识产权的胰岛素QS-M型无针注射器通过国家药品监督管理部门的注册审批，获得上市资格，并于2015年12月在中华医学会糖尿病学分会（CDS）上证明该技术在中国已经成熟。2018年6月无针注射器QS-M升级版P（QS-P）系列上市。

无针注射器的发展展示了医学技术的不断创新和对患者需求的回应，为提高注射疗法的安全性和舒适性作出了重要贡献。

_____

_____

_____

_____

_____

_____

_____

_____

（汤　艳　崔佳佳）

实训 19　皮下注射

实训目标

知识目标　掌握皮下注射的操作要领及注意事项。

能力目标　能严格执行无菌操作技术和查对制度；能正确实施皮下注射法。

素质目标　具有严谨规范的工作意识，在操作中展现良好的护患沟通的能力、爱伤意识。

【案例导入】

内分泌科患者赵奶奶，70岁。既往有糖尿病史二十余年，高血压病史十余年，因口服降糖药治疗效果不佳入院治疗。医嘱：普通胰岛素（RI）12U，H（400U/10ml），餐前30分钟，H。任务：执行医嘱。

思考：1.实施胰岛素注射前应做好哪些准备工作？

2.患者比较消瘦，注射时应注意什么？

3.实施胰岛素皮下注射的注意事项有哪些？

【实训要点】

1.注射胰岛素后需及时进餐，否则易出现低血糖反应。

2.患者比较消瘦，应注意减小进针角度和深度。

3.患者需要长期用药，应注意更换注射部位。

4.注射时及时讲解胰岛素注射方法及有关知识，指导患者学习胰岛素注射要点，教会患者使用胰岛素笔自行注射胰岛素。

【理论回顾】

皮下注射法是将少量无菌药液或生物制剂注入皮下组织的方法。

1.目的

（1）需在一定时间内发生药效，而药物不能或不宜经口服给药时使用，如胰岛素。常选用上臂三角肌下缘、两侧腹壁、后背、大腿前侧和外侧。

（2）局部麻醉，用于手术局部。

（3）预防接种，常选择上臂三角肌下缘。

2.注射要点　注射前取干棉签夹于左手指缝，绷紧皮肤（消瘦者捏起皮肤），右手侧握式持针，示指固定针栓，针尖斜面向上与皮肤呈30°~40°角，迅速刺入针梗的1/2~2/3长度，左手放松并轻轻抽动活塞，见无回血，缓慢注入药液，并观察患者反应。

3.胰岛素注射部位　宜选择皮下脂肪丰富且无较多神经、血管分布的部位进行注射(如腹部、上臂外侧、大腿前外侧、臀部外上侧)，避开皮下脂肪增生、炎症、水肿、溃疡或感染部位。不同注射部位宜每月进行轮换，同一注射部位可分为多个等分区域，每周使用一个等分区域并始终按同一方向轮换，连续两次注射的部位间隔应大于1cm。

【实训用物】

治疗车上层：基础注射盘内置消毒液（聚维酮碘溶液或安尔碘、70%乙醇）、无菌棉签、弯盘、砂轮，按执行单备药，根据药物剂量选择注射器，皮下注射一般用1~2ml注射器、$5\frac{1}{2}$~6号针头，快速手消毒液。

治疗车下层：备医用垃圾桶、生活垃圾桶、锐器盒。

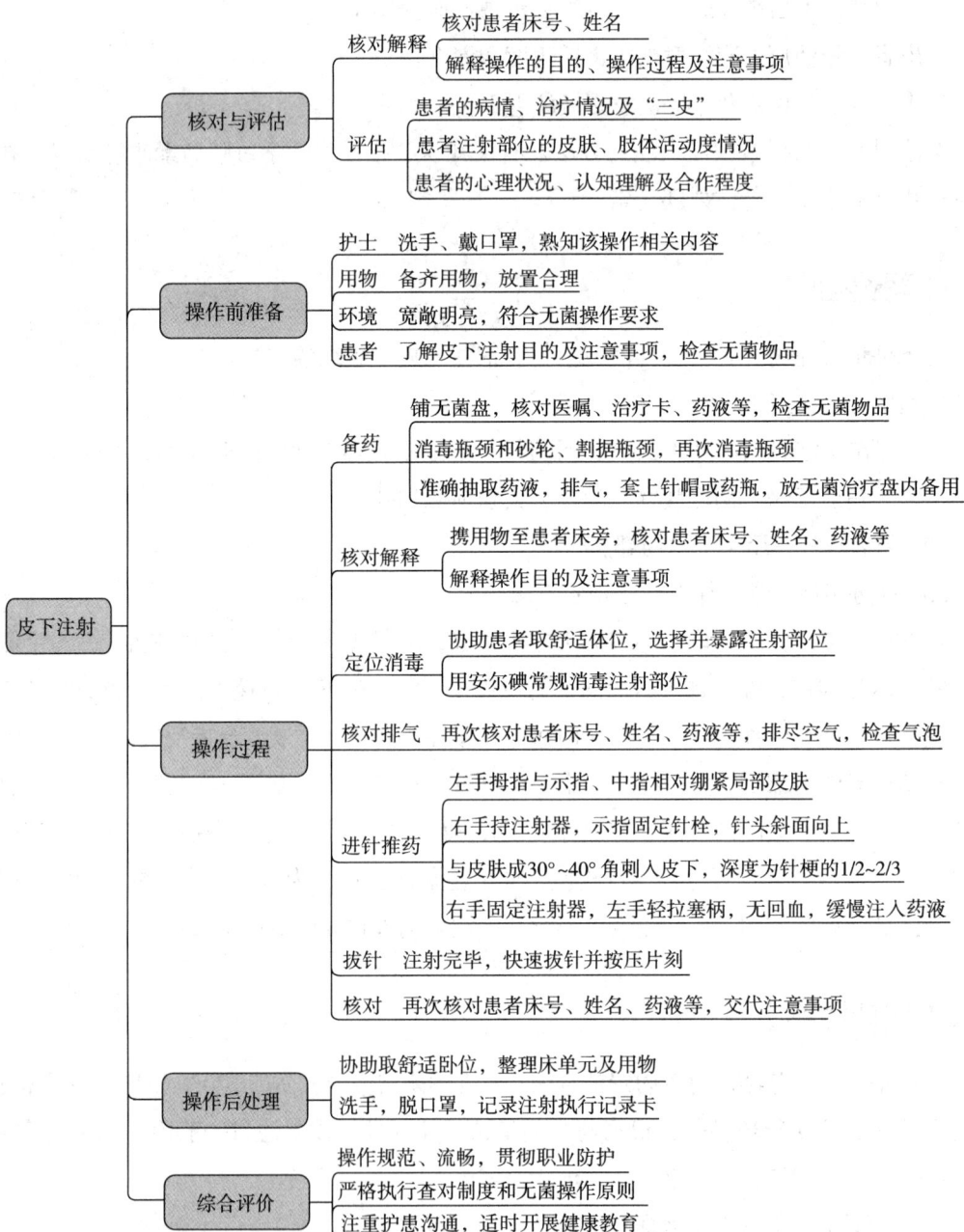

【实训流程】

核对解释
- 核对患者床号、姓名
- 解释操作的目的、操作过程及注意事项

评估
- 患者的病情、治疗情况及"三史"
- 患者注射部位的皮肤、肢体活动度情况
- 患者的心理状况、认知理解及合作程度

核对与评估

操作前准备
- 护士 洗手、戴口罩，熟知该操作相关内容
- 用物 备齐用物，放置合理
- 环境 宽敞明亮，符合无菌操作要求
- 患者 了解皮下注射目的及注意事项，检查无菌物品

备药
- 铺无菌盘，核对医嘱、治疗卡、药液等，检查无菌物品
- 消毒瓶颈和砂轮、割据瓶颈，再次消毒瓶颈
- 准确抽取药液，排气，套上针帽或药瓶，放无菌治疗盘内备用

核对解释
- 携用物至患者床旁，核对患者床号、姓名、药液等
- 解释操作目的及注意事项

定位消毒
- 协助患者取舒适体位，选择并暴露注射部位
- 用安尔碘常规消毒注射部位

核对排气 再次核对患者床号、姓名、药液等，排尽空气，检查气泡

进针推药
- 左手拇指与示指、中指相对绷紧局部皮肤
- 右手持注射器，示指固定针栓，针头斜面向上
- 与皮肤成30°~40°角刺入皮下，深度为针梗的1/2~2/3
- 右手固定注射器，左手轻拉塞柄，无回血，缓慢注入药液

拔针 注射完毕，快速拔针并按压片刻

核对 再次核对患者床号、姓名、药液等，交代注意事项

皮下注射 → **操作过程**

操作后处理
- 协助取舒适卧位，整理床单元及用物
- 洗手，脱口罩，记录注射执行记录卡

综合评价
- 操作规范、流畅，贯彻职业防护
- 严格执行查对制度和无菌操作原则
- 注重护患沟通，适时开展健康教育

【注意事项】

1.侧握式持针时，示指只能固定针栓，不可触及针梗，以免污染。严格执行查对制度和无菌操作原则。

11111

111

2.对需长期注射的患者，应有计划地更换注射部位，以促进药物的充分吸收，并避免局部产生硬结影响药物吸收。

3.进针角度应小于45°，以免刺入肌层（若为胰岛素笔注射，角度为90°），对过于消瘦的患者，注射时可捏起局部组织，并适当减小进针角度。

4.刺激性强的药物不宜选用皮下注射；注射时避开瘢痕、压痛、结节的部位，以防药液吸收不良。

5.注射不足1ml的药液时，应用1ml注射器抽吸药液，以确保药物剂量的准确性。

【健康宣教】

对于长期自行皮下注射的患者，如胰岛素注射、抗凝剂注射，应指导患者建立轮流交替注射部位的计划，经常更换注射部位，以促进药物的充分吸收。

【巩固提升】

参考答案

1.皮下注射时，针头刺入深度应是针梗的（　　）

A.1/3　　　　　　　　　　　　　B.2/3

C.1/2　　　　　　　　　　　　　D.全部刺入

E.针头斜面

2.选择皮下注射为最佳途径的药物是（　　）

A.庆大霉素　　　　　　　　　　B.阿尼利定

C.百白破疫苗　　　　　　　　　D.青霉素

E.维生素B_{12}

3.皮下注射，下述错误的是（　　）

A.药液量少于1ml，须用1ml注射器抽吸　　B.注射部位要常规消毒

C.持针时，右手示指固定针栓　　D.针头与皮肤呈50°刺入

E.进针长度为针梗的2/3长

4.注射普通胰岛素，下述不妥的是（　　）

A.饭前30分钟注射　　　　　　　B.用2ml注射器抽吸药液

C.注射部位可选用腹部　　　　　D.用碘酊、乙醇消毒皮肤

E.针头与皮肤成30°进针

5.护士向患者解释皮下注射胰岛素经常更换部位的目的是为了避免（　　）

A.胰岛素吸收不好　　　　　　　B.胰岛素过敏反应

C.局部形成硬结　　　　　　　　D.发生注射疼痛

E.脂肪萎缩

【操作视频】

皮下注射

【考核标准】

皮下注射

项目		考核内容	分值	得分	备注
素质要求（5分）		服装、鞋帽整洁，举止端庄，态度亲切	5		
核对与评估（10分）	核对解释	核对床号、姓名，正确无误	2		
		解释皮下注射的目的、操作过程及注意事项	1		
	评估	患者的病情、治疗情况及"三史"（用药史、过敏史、家族史）	3		
		患者注射部位的皮肤、肢体活动度情况	3		
		患者的心理状况、认知理解及合作程度	1		
操作前准备（5分）	护士准备	洗手，戴口罩	1		
	用物准备	备齐用物，放置合理	2		
	患者准备	了解皮下注射目的及注意事项，愿意配合	1		
	环境准备	宽敞明亮，符合无菌操作要求	1		
操作过程（69分）	备药	铺无菌盘	3		
		核对医嘱、治疗卡、药液	3		
		检查药液、注射器及无菌物品	3		
		消毒瓶颈和砂轮、割据瓶颈，再次消毒瓶颈	3		
		准确抽取药液，排气，套上针头保护套或药瓶，放无菌治疗盘内备用	3		
	核对解释	备齐用物，携至患者床旁，核对患者的床号、姓名、药名、剂量、给药途径等	4		
		解释操作目的及注意事项	2		
	定位消毒	协助患者取舒适体位，选择并暴露注射部位	2		
		用聚维酮碘溶液（或安尔碘）常规消毒注射部位	2		
	核对排气	再次核对患者的床号、姓名、药名、剂量、给药途径等	4		
		排尽注射器内空气	4		

续表

项目		考核内容	分值	得分	备注
操作过程 （69分）	进针推药	左手拇指与示指、中指相对绷紧局部皮肤	6		
		右手持注射器，示指固定针栓，针头斜面向上，与皮肤成30°～40°角刺入皮下，深度为针梗的1/2～2/3	6		
		右手固定注射器，左手拇指、示指回抽活塞柄，确认无回血	6		
		缓慢注射药液	5		
	拔针	注射完毕，左手持无菌棉签轻按进针局部，快速拔针并按压片刻	5		
	核对	再次核对患者床号、姓名、药名、剂量、给药途径等	4		
		交代注意事项	4		
操作后处理 （4分）		协助取舒适卧位，整理床单元及用物	2		
		洗手，脱口罩，记录注射执行记录卡	2		
综合评价 （7分）	操作质量	达到操作目的，患者无不适等	1		
		操作规范、流畅，贯彻职业防护	2		
		严格执行查对制度和无菌操作原则	2		
	人文关怀	注重护患交流，有效开展健康教育	2		

☞ 知识窗

预灌式皮下注射抗凝剂

　　预灌式注射器由玻璃针管、活塞、针帽、推杆和（或）注射针组成，其优势在于有完好密封的包装系统、高精度微量灌装，剂量准确，应用方便。目前，预灌式抗凝剂均为带注射针产品，针头长度和外径较普通1ml注射器短小，安全性高、耐受性好。抗凝剂注射前排气易致针尖药液残留，由于其特有的药理作用，有诱发并加重注射部位皮下出血可能。目前，临床上常用抗凝剂多为预灌式注射剂型，针筒内预留0.1ml空气，可在注射完毕刚好填充于注射器乳头和针梗内，使得针筒和针梗内无药液残留，既保证剂量准确，又避免针尖上附着药液对局部皮肤的刺激，减少局部瘀斑、硬结发生。因此专家共识指出，推荐采用预灌式抗凝针剂，该针剂注射前不排气，针尖朝下，将针筒内空气轻弹至药液上方。

　　另外，成年人皮下组织厚度可因性别、身体部位和体重指数不同有很大差异。中国人皮肤平均厚度：上臂1.91mm，腹壁2.47mm；皮下脂肪平均厚度：上臂7.23mm，腹壁12.14mm。因此，无论是上臂还是腹壁注射，均建议提捏皮肤穿刺。不同注射部位药液吸收速度不同，依次为腹部＞上臂＞大腿＞臀部。

✎ 反思日记

_____

_____

_____

_____

_____

_____

_____

_____

（汤　艳　崔佳佳）

实训 20　肌内注射

实训目标

知识目标　掌握肌内注射的操作要领及注意事项。

能力目标　能严格执行无菌操作技术和查对制度；能正确实施肌内注射法。

素质目标　具有严谨规范的工作意识，在操作中展现良好的护患沟通的能力、爱伤意识。

【案例导入】

肿瘤科患者叶奶奶，78岁，结肠癌伴慢性胃炎，患者主诉持续恶心呕吐，口服药物无法缓解，医嘱：甲氧氯普胺（胃复安针）10mg［10mg/（1ml·支）］IM st。任务：请执行医嘱。

思考：1.实施肌内注射应如何定位？

2.实施肌内注射的关键操作步骤有哪些？

3.实施肌内注射的注意事项有哪些？

【实训要点】

1.患者为胰腺剧烈恶心呕吐，拟用甲氧氯普胺缓解症状，宜选用臀大肌肌内注射。

2.注射时患者侧卧位，下腿屈曲上腿伸直，使肌肉放松，垂直进针。

3.注射后观察患者是否有昏睡、烦躁不安、疲怠无力等不良反应。

4.注射后30分钟进行恶心呕吐症状评估，记录患者症状缓解情况。

【理论回顾】

肌内注射法是将一定量的无菌药液注入肌肉组织的方法。

1.目的

（1）注入药物，用于不宜口服或静脉注射，又要求比皮下注射疗效更快的药物。

（2）注射刺激性较强或药量较大的药物。

2.注射部位

肌内注射应选择肌肉较厚，离大血管、大神经较远的部位，最常用的注射部位是臀大肌，其次是臀中肌、臀小肌、股外侧肌及上臂三角肌。

3.定位法

（1）臀大肌注射定位

①"十"字定位法：从臀裂顶点向左或右划一水平线，然后从髂嵴最高点作一垂直线，把臀部分为四个象限，其外上象限避开内下角（髂后上棘与大转子连线）为注射区。

②联线定位法：取髂前上棘与尾骨联线的外上1/3处为注射部位。

（2）臀中肌、臀小肌注射定位

①三横指定位法（三指法）：取髂前上棘外侧三横指处为注射部位（以患者手指宽度为标准）。

②示指中指定位法（构角法）：将操作者的示指、中指指尖分别置于髂前上棘和髂嵴的下缘处（任意一点），两指和髂嵴即构成一个三角区，示指与中指形成的角内为注射部位。

（3）股外侧肌注射定位法　取大腿中段外侧，位于膝上10cm、髋关节下10cm，约7.5cm宽处为注射部位，此处大血管、神经很少通过且注射范围较广，可供多次注射，尤其适用于2岁以内幼儿。

【实训用物】

治疗车上层：基础注射盘内置消毒液（聚维酮碘溶液或安尔碘、70%乙醇）、无菌棉签、弯盘、砂轮，按执行单备药，根据药物剂量选择注射器，肌内注射一般用2~5ml注射器、6~7号针头，快速手消毒液。

治疗车下层：备医用垃圾桶、生活垃圾桶、锐器盒。

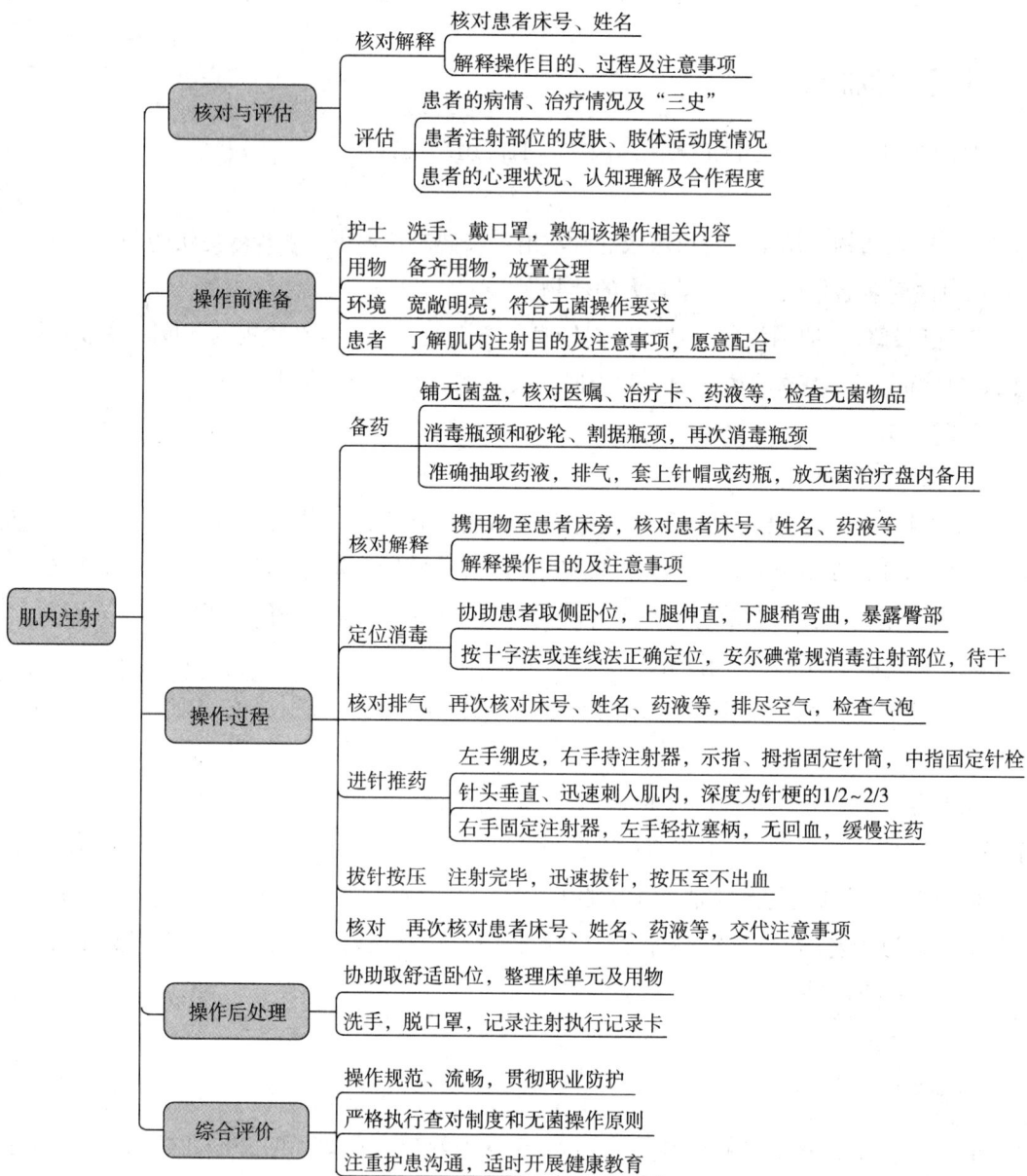

【实训流程】

```
                                    ┌── 核对解释 ──┬── 核对患者床号、姓名
                                    │              └── 解释操作目的、过程及注意事项
                   ┌── 核对与评估 ──┤
                   │                │              ┌── 患者的病情、治疗情况及"三史"
                   │                └── 评估 ──────┼── 患者注射部位的皮肤、肢体活动度情况
                   │                               └── 患者的心理状况、认知理解及合作程度
                   │
                   │                ┌── 护士  洗手、戴口罩,熟知该操作相关内容
                   │                ├── 用物  备齐用物,放置合理
                   ├── 操作前准备 ──┼── 环境  宽敞明亮,符合无菌操作要求
                   │                └── 患者  了解肌内注射目的及注意事项,愿意配合
                   │
                   │                               ┌── 铺无菌盘,核对医嘱、治疗卡、药液等,检查无菌物品
                   │                ┌── 备药 ──────┼── 消毒瓶颈和砂轮、割据瓶颈,再次消毒瓶颈
                   │                │              └── 准确抽取药液,排气,套上针帽或药瓶,放无菌治疗盘内备用
                   │                │
    肌内注射 ──────┤                ├── 核对解释 ──┬── 携用物至患者床旁,核对患者床号、姓名、药液等
                   │                │              └── 解释操作目的及注意事项
                   │                │
                   │                ├── 定位消毒 ──┬── 协助患者取侧卧位,上腿伸直,下腿稍弯曲,暴露臀部
                   ├── 操作过程 ────┤              └── 按十字法或连线法正确定位,安尔碘常规消毒注射部位,待干
                   │                │
                   │                ├── 核对排气  再次核对床号、姓名、药液等,排尽空气,检查气泡
                   │                │
                   │                │              ┌── 左手绷皮,右手持注射器,示指、拇指固定针筒,中指固定针栓
                   │                ├── 进针推药 ──┼── 针头垂直、迅速刺入肌内,深度为针梗的1/2~2/3
                   │                │              └── 右手固定注射器,左手轻拉塞柄,无回血,缓慢注药
                   │                │
                   │                ├── 拔针按压  注射完毕,迅速拔针,按压至不出血
                   │                │
                   │                └── 核对  再次核对患者床号、姓名、药液等,交代注意事项
                   │
                   │                ┌── 协助取舒适卧位,整理床单元及用物
                   ├── 操作后处理 ──┤
                   │                └── 洗手,脱口罩,记录注射执行记录卡
                   │
                   │                ┌── 操作规范、流畅,贯彻职业防护
                   └── 综合评价 ────┼── 严格执行查对制度和无菌操作原则
                                    └── 注重护患沟通,适时开展健康教育
```

【注意事项】

1.注射时,针梗切勿全部刺入,以防不合作者躁动,使针梗弯曲或折断。

2. 2岁以下婴幼儿不宜用臀大肌注射。因婴幼儿在未能独立行走前,臀部肌肉发育不完善,臀大肌注射有损伤坐骨神经的危险。应选用臀中、小肌处注射。

3.注射刺激性强的药物选用长针头深注射，减轻疼痛。

4.长期注射者，要经常更换注射部位，选择细长针头，以减少硬结的发生。

5.如进针后回抽有血，应立即拔针，重新选择部位注射。

【健康宣教】

1.如因长期多次注射出现局部硬结时，教会患者热敷、理疗等处理方法。

2.提供适合结肠癌和慢性胃炎患者的饮食建议，如避免辛辣和刺激性食物，选择易消化的食物。

3.指导患者保持规律的作息和适当的运动，帮助改善整体健康状况。

【巩固提升】

参考答案

1.下列可用于肌内注射的部位是（　　　）

　A.肩峰下1指处

　B.髂前上棘与尾骨联线的外上1/3处

　C.髂前上棘内三横指处

　D.大腿中段内侧

　E.大腿上段外侧

2.患者，女，35岁，遵医嘱进行肌内注射。为减轻疼痛，护士协助患者采取侧卧的正确姿势是（　　　）

　A.上腿伸直，下腿稍弯曲　　　　　　　B.下腿伸直，上腿稍弯曲

　C.两腿伸直　　　　　　　　　　　　　D.双膝向腹部弯曲

　E.两腿弯曲

3.肌内注射部位皮肤消毒范围直径应大于（　　　）

　A.7cm　　　　　　　　　　　　　　　B.6cm

　C.5cm　　　　　　　　　　　　　　　D.4cm

　E.3cm

4.无需抽回血的注射技术是（　　　）

　A.肌内注射　　　　　　　　　　　　　B.皮下注射

　C.皮内注射　　　　　　　　　　　　　D.静脉注射

　E.动脉注射

5.妊娠期妇女，33岁，妊娠八周，有习惯性流产史。遵医嘱给予黄体酮肌内注射，护士正确的操作是（　　　）

　A.碘酒消毒皮肤　　　　　　　　　　　B.消毒范围是4cm

　C.选择粗长针头注射　　　　　　　　　D.进针角度为60°

　E.见回血后方可推药

【操作视频】

肌内注射

【考核标准】

肌内注射

项目		考核内容	分值	得分	备注
素质要求（5分）		衣帽整洁，举止得体，态度和善	5		
核对与评估（10分）	核对解释	核对患者的床号、姓名，正确无误	2		
		解释肌内注射的目的、操作过程及注意事项	1		
	评估	患者的病情、治疗情况及"三史"（用药史、过敏史、家族史）	3		
		患者注射部位的皮肤、肢体活动度情况	3		
		患者的心理状况、认知理解及合作程度	1		
操作前准备（5分）	护士准备	洗手，戴口罩	1		
	用物准备	备齐用物，放置合理	2		
	患者准备	了解肌内注射目的及注意事项，愿意配合	1		
	环境准备	宽敞明亮，符合无菌操作要求	1		
操作过程（68分）	备药	铺无菌盘	3		
		核对医嘱、治疗卡、药液	3		
		检查药液、注射器及无菌物品	3		
		消毒瓶颈和砂轮、割据瓶颈，再次消毒瓶颈	3		
		准确抽取药液，排气，套上针头保护套或药瓶，放无菌治疗盘内备用	4		
	核对解释	备齐用物，携至患者床旁，核对患者的床号、姓名、药名、剂量、给药途径等	4		
		解释操作目的及注意事项	2		
	定位消毒	协助患者取侧卧位，上腿伸直，下腿稍弯曲，暴露臀部	4		
		按连线法或十字法正确定位	6		
		用聚维酮碘溶液（或安尔碘）常规消毒注射部位	4		

续表

项目		考核内容	分值	得分	备注
操作过程 （68分）	核对排气	再次核对患者的床号、姓名、药名、剂量、给药途径等	4		
		排尽注射器内空气	2		
	进针推药	左手绷紧注射部位皮肤	6		
		右手持注射器，示指、拇指固定针筒，中指固定针栓，将针头垂直、迅速刺入肌内，深度为针梗的1/2～2/3	6		
		右手固定注射器，左手拇指、示指回抽活塞柄，确认无回血后，缓慢注射药液	6		
	拔针	注射完毕，左手持无菌干棉签按压穿刺点上方，迅速拔出针头，按压至不出血	2		
	核对	再次核对患者床号、姓名、药名、剂量、给药途径等	4		
		交代注意事项	2		
操作后处理 （4分）		协助取舒适卧位，整理床单元及用物	2		
		洗手，脱口罩，记录注射执行记录卡	2		
综合评价 （8分）	操作质量	达到操作目的，患者无不适等	2		
		操作规范、流畅，贯彻职业防护	2		
		严格执行查对制度和无菌操作原则	2		
	人文关怀	注重护患交流，及时正确开展健康教育	2		

知识窗

"Z"型肌内注射法

黄体酮是临床用于治疗早期先兆流产的常用药物，具有较好的保胎效果。但黄体酮的水溶性差、较难扩散吸收，常规进行肌内注射给药过程中，在注入药液或拔出针头时药液容易渗入皮下组织，引起明显疼痛，且拔针后留下的垂直通道也容易引发药液外渗，影响药物吸收。"Z"型注射法，即在常规消毒皮肤后，用左手中指以及无名指对注射部位皮肤以及皮下组织稍向一侧移动1～2cm，用左手示指以及拇指向同一方向将注射部位皮肤绷紧固定，右手持注射器，垂直进针，注完药液后，稍停5～10秒拔针，拔针后迅速将左手松开，侧移的皮肤和皮下组织还原。"Z"型注射法在注射前将皮下组织牵向了一侧，让皮肤表面与臀大肌之间的距离减小，针头可以准确地到达肌肉组织，拔针后将侧移的皮肤以及皮下组织还原，垂直的针刺通道闭合成"Z"型，能有效减少药液渗出、减轻患者疼痛。

✍ **反思日记**

_____

_____

_____

_____

_____

_____

_____

（汤 艳 朱 蓓）

实训 21　静脉注射

📋 **实训目标**

知识目标　掌握静脉注射的操作要领及注意事项。

能力目标　能严格执行无菌操作技术和查对制度；能正确实施静脉注射法。

素质目标　具有严谨规范的工作意识，在操作中展现良好的护患沟通的能力、爱伤意识。

【案例导入】

肿瘤科患者张爷爷，62岁，胰腺癌晚期，患者出现持续性剧烈腹痛，口服止痛药效果不佳。护士评估发现疼痛评分为9分，患者主诉影响日常生活和睡眠。医嘱：盐酸吗啡注射液5mg IVst。任务：执行给药医嘱。

思考：1.实施静脉注射应如何选取静脉？

2.实施静脉注射的关键操作步骤有哪些？

3.实施静脉注射的注意事项有哪些？

【实训要点】

1.患者为胰腺癌晚期且疼痛评分为重度疼痛，拟用吗啡镇痛，宜选用静脉注射。

2.注射后30分钟内观察患者是否有过敏反应，如皮疹、瘙痒、呼吸困难等。持续监测患者有无恶心、呕吐、便秘、呼吸抑制等阿片类药物常见不良反应。

3.注射后30分钟进行疼痛评分，记录患者疼痛缓解情况。

4.注射吗啡可能出现严重不良反应或药物过量症状，如呼吸抑制、意识模糊等，应注意剂量准确，严密观察用药后不良反应，并采取紧急救治措施。

5.每日与患者和家属沟通，定期评估患者整体状态，了解疼痛控制情况及不良反应，及时调整止痛方案。

【理论回顾】

静脉注射法是自静脉注入药液的方法。

1.目的

（1）注入药物，用于药物不宜口服、皮下注射、肌内注射或需迅速发挥药效时。

（2）药物因浓度高、刺激性大、量多而不宜采取其他注射方法。

（3）注入药物做某些诊断性检查。

（4）静脉营养治疗。

2.常用静脉

（1）四肢浅静脉　上肢常用肘部浅静脉（贵要静脉、肘正中静脉、头静脉）、腕部及手背静脉；下肢常用大隐静脉、小隐静脉及足背静脉。

（2）头皮静脉　小儿头皮静脉极为丰富，分支甚多，互相沟通交错成网且静脉表浅易见，易于固定，方便患儿肢体活动，故患儿静脉注射多采用头皮静脉。

（3）股静脉　位于股三角区，在股神经和股动脉的内侧。

3.静脉注射操作要点

（1）静脉的选取　选择粗直、弹性好、易于固定的静脉，避开关节和静脉瓣。可以以手指探明静脉走向及深浅，对需长期注射者，应有计划地由小到大，由远心端至近心端选择静脉。

（2）股静脉定位　股静脉穿刺注射时，左手触及股动脉搏动最明部位并予固定。右手持注射器，针头与皮肤呈90°或45°，在股动脉内侧0.5cm处刺入，抽动活塞见有暗红色回血，提示针头已进入股静脉，固定针头，注入药液。

（3）注射强烈刺激性药物　注射对组织有强烈刺激性的药物，穿刺时应使用抽有生理氯化钠溶液的注射器及针头，注射穿刺成功后，先注入少量生理氯化钠溶液，证实针头确实在静脉内，再换上抽有药液的注射器进行推药（针头不换），以免药液外溢而致组织坏死。

（4）注射速度　根据患者年龄、病情及药物性质，掌握注药速度，并随时听取患者主诉，观察局部情况及病情变化。

【实训用物】

治疗车上层：基础注射盘内置消毒液（聚维酮碘溶液或安尔碘、70%乙醇）、无菌棉签、弯盘、砂轮，按执行单备药，根据药物剂量选择注射器，静脉注射一般用10～50ml注射器、$6\frac{1}{2}$～8号针头和同型号的头皮针，止血带、小垫枕、垫巾、胶布，快速手消毒液。

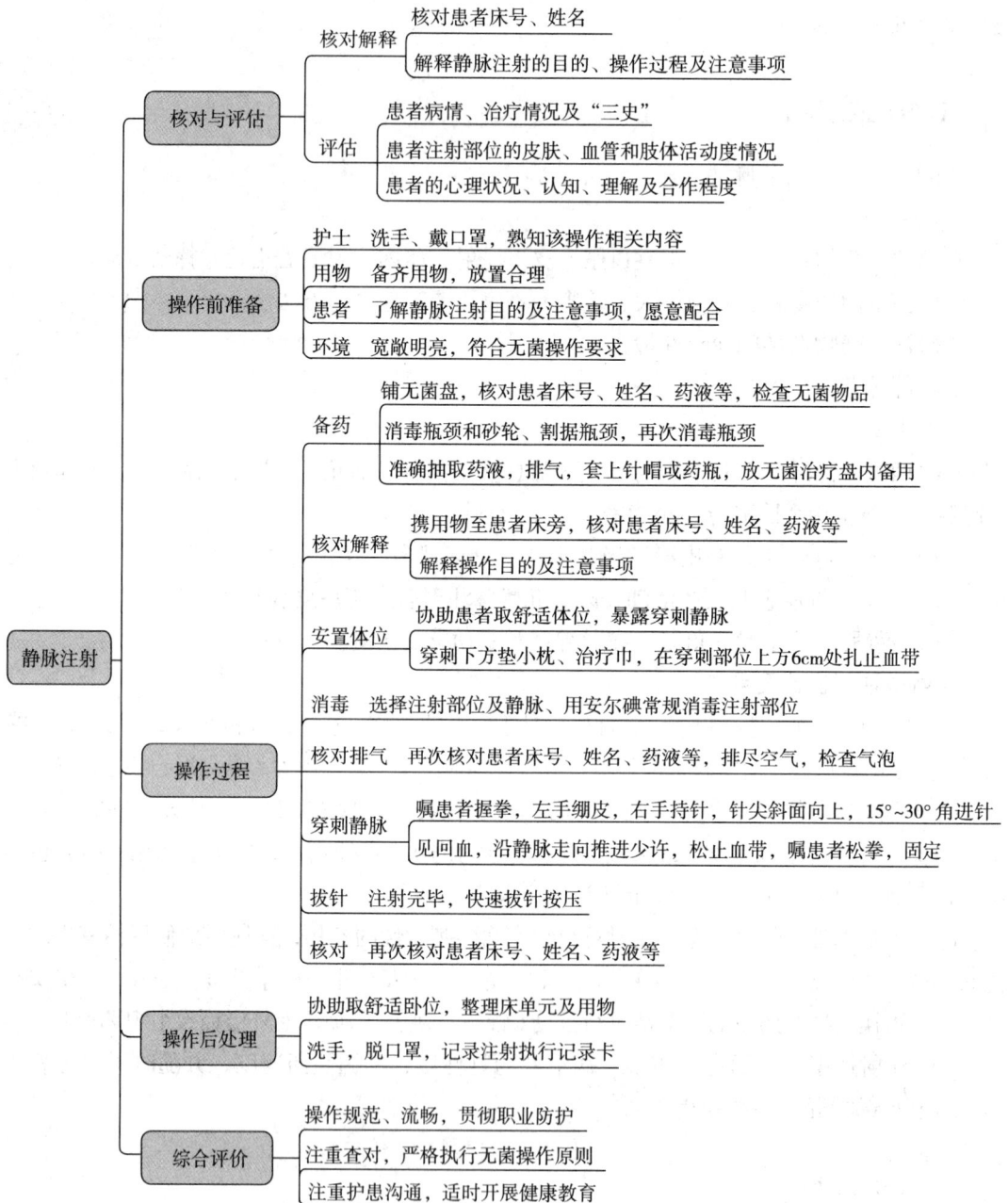

治疗车下层：备医用垃圾桶、生活垃圾桶、锐器盒。

【实训流程】

```
                      ┌─ 核对解释 ┬─ 核对患者床号、姓名
                      │          └─ 解释静脉注射的目的、操作过程及注意事项
           核对与评估 ─┤
                      │          ┌─ 患者病情、治疗情况及"三史"
                      └─ 评估 ───┼─ 患者注射部位的皮肤、血管和肢体活动度情况
                                 └─ 患者的心理状况、认知、理解及合作程度

                      ┌─ 护士  洗手、戴口罩，熟知该操作相关内容
                      ├─ 用物  备齐用物，放置合理
           操作前准备 ─┤
                      ├─ 患者  了解静脉注射目的及注意事项，愿意配合
                      └─ 环境  宽敞明亮，符合无菌操作要求

                      ┌─ 备药 ───┬─ 铺无菌盘，核对患者床号、姓名、药液等，检查无菌物品
                      │          ├─ 消毒瓶颈和砂轮、割据瓶颈，再次消毒瓶颈
                      │          └─ 准确抽取药液，排气，套上针帽或药瓶，放无菌治疗盘内备用
                      │
                      ├─ 核对解释 ┬─ 携用物至患者床旁，核对患者床号、姓名、药液等
                      │          └─ 解释操作目的及注意事项
                      │
                      ├─ 安置体位 ┬─ 协助患者取舒适体位，暴露穿刺静脉
                      │          └─ 穿刺下方垫小枕、治疗巾，在穿刺部位上方6cm处扎止血带
  静脉注射 ─┤         │
           操作过程 ─┤├─ 消毒  选择注射部位及静脉、用安尔碘常规消毒注射部位
                      │
                      ├─ 核对排气  再次核对患者床号、姓名、药液等，排尽空气，检查气泡
                      │
                      ├─ 穿刺静脉 ┬─ 嘱患者握拳，左手绷皮，右手持针，针尖斜面向上，15°~30°角进针
                      │          └─ 见回血，沿静脉走向推进少许，松止血带，嘱患者松拳，固定
                      │
                      ├─ 拔针  注射完毕，快速拔针按压
                      └─ 核对  再次核对患者床号、姓名、药液等

                      ┌─ 协助取舒适卧位，整理床单元及用物
           操作后处理 ─┤
                      └─ 洗手，脱口罩，记录注射执行记录卡

                      ┌─ 操作规范、流畅，贯彻职业防护
           综合评价 ──┼─ 注重查对，严格执行无菌操作原则
                      └─ 注重护患沟通，适时开展健康教育
```

【注意事项】

1.严格执行查对制度和无菌操作制度。

2.长期静脉注射者要保护血管，应有计划地由远心端向近心端选择静脉。

3.根据患者的病情、年龄及药物性质，调整注射药液的速度，推药过程中注意观察注射部位的情况和病情变化；若有需要可选用微量注射泵，更为安全可靠。

4.注射强烈刺激性药物时，必须在确认针头在静脉内后方可推注药液，以免药液外溢导致组织坏死。

5.股静脉注射时如误入股动脉，应立即拔出针头，用无菌纱布紧压穿刺处5～10分钟，直至无出血为止。

【巩固提升】

参考答案

1.在静脉注射中，错误的做法是(　　)

　　A.认真执行三查七对

　　B.选择粗、直、有弹性的血管穿刺

　　C.止血带扎在距穿刺点上6cm处

　　D.消毒皮肤可选用2％碘酊、70％乙醇

　　E.穿刺时针梗与皮肤呈30°～40°

2.静脉注射推药过程中，不正确的做法是(　　)

　　A.见回血针头平行进少许后固定　　　　　　B.注射时速度宜快

　　C.使患者保持合适体位　　　　　　　　　　D.随时观察患者有无不适

　　E.再次核对所用药物

3.护士实施静脉注射，不正确的操作是(　　)

　　A.认真执行三查七对，检查溶液是否合格　　B.止血带扎在穿刺点6cm以上

　　C.穿刺时针梗与皮肤成30°～40°　　　　　　D.选用5％的碘伏消毒皮肤

　　E.选择粗直有弹性的末梢血管穿刺

4.患者，男，45岁，护士为其静脉注射25％葡萄糖溶液时，患者自述疼痛，推注时稍有阻力，推注部位局部隆起，抽无回血，此情况考虑为(　　)

　　A.静脉痉挛　　　　　　　　　　　　　　　B.针头部分阻塞

　　C.针头滑出血管外　　　　　　　　　　　　D.针头斜面紧贴血管壁

　　E.针头斜面部分穿透血管壁

5.患者，女，55岁，因哮喘发作在医院急诊就医，医嘱：氨茶碱0.25g加入25％葡萄糖20ml，iv。护士为患者行静脉注射时穿刺的角度为(　　)

　　A.紧贴皮肤　　　　　　　　　　　　　　　B.5°～10°

　　C.15°～30°　　　　　　　　　　　　　　　D.35°～38°

　　E.40°～45°

【考核标准】

静脉注射

项目		考核内容	分值	得分	备注
素质要求（5分）		衣帽整洁，举止得体，态度和善	5		
核对与评估（10分）	核对解释	核对患者的床号、姓名，正确无误	2		
		解释静脉注射的目的、操作过程及注意事项	1		
	评估	患者的病情、治疗情况及"三史"（用药史、过敏史、家族史）	3		
		患者注射部位的皮肤、血管及肢体活动度情况	3		
		患者的心理状况、认知理解及合作程度	1		
操作前准备（5分）	护士准备	洗手，戴口罩	1		
	用物准备	备齐用物，放置合理	2		
	患者准备	了解静脉注射目的及注意事项，愿意配合	1		
	环境准备	宽敞明亮，符合无菌操作要求	1		
操作过程（68分）	备药	铺无菌盘	3		
		核对医嘱及治疗卡、药名、浓度、剂量、给药途径等	3		
		检查药液、注射器及无菌物品	3		
		消毒瓶颈和砂轮、割据瓶颈，再次消毒瓶颈	3		
		准确抽取药液，排气，套上针帽或药瓶，放无菌治疗盘内备用	4		
	核对解释	备齐用物，携至患者床旁，核对患者的床号、姓名、药名、剂量、给药途径等	4		
		解释操作目的及注意事项	2		
	安置体位	协助患者取舒适体位，暴露穿刺静脉，穿刺下方垫小枕，枕上铺一次性治疗巾	2		
		在穿刺部位上方6cm处扎止血带	2		
	消毒	选择注射部位，选择静脉	2		
		用聚维酮碘溶液（或安尔碘）常规消毒注射部位	2		
	核对排气	再次核对患者的床号、姓名、药名、剂量、给药途径等	4		
		排尽注射器内空气，检查气泡是否排尽	2		
	穿刺静脉	嘱患者握拳，左手拇指绷紧静脉下方皮肤，使静脉固定	5		
		右手持头皮针，针尖斜面向上	6		
		针头与皮肤成15°~30°角，在静脉上方或侧方刺入皮下，再沿静脉走向前行刺入	6		
		如见回血，表明针头已进入静脉，可再沿静脉走向推进少许松开止血带，嘱患者松拳，固定	6		
	注入药物	缓慢注射药液，观察患者反应	2		
	拔针	注射完毕将无菌干棉签轻放于穿刺点上方	2		
		快速拔针并按压3~5分钟至不出血	1		
	核对	再次核对患者床号、姓名、药名、剂量、给药途径等	4		

续表

项目		考核内容	分值	得分	备注
操作后处理（4分）	协助取舒适卧位，整理床单元及用物		2		
	洗手，脱口罩，记录注射执行记录卡		2		
综合评价（8分）	操作质量	达到操作目的，患者无不适等	2		
		流程正确，操作规范	2		
		注重查对，严格执行无菌操作原则	2		
	人文关怀	注重护患交流，及时正确开展健康教育	2		

👉 知识窗

特殊人群的静脉穿刺

肥胖患者：由于肥胖患者的皮下脂肪较厚，静脉位置较深且固定，但外观不明显，因此在注射时，应重点摸清血管走向，然后从静脉上方进针，进针角度适当加大（30°~40°）。

水肿患者：可以沿着静脉的解剖位置，用手按揉局部区域，暂时驱散皮下水分，使静脉充分显露后再进行穿刺。

脱水患者：由于血管充盈不良，穿刺较困难。可以进行局部热敷和按摩，待血管充盈后再进行穿刺。

老年患者：老年人皮下脂肪较少，静脉容易滑动且脆性较大，针头难以刺入或容易穿破血管对侧。注射时，可以用手指分别固定穿刺段静脉的上下两端，再沿静脉走向进行穿刺。

✏️ 反思日记

（汤　艳　秦　丽）

实训 22 密闭式周围静脉输液

实训目标

知识目标 掌握静脉输液的操作要领及注意事项。

能力目标 能严格执行无菌操作技术和查对制度；能正确实施静脉输液法。

素质目标 具有严谨规范的工作意识，在操作中展现良好的护患沟通的能力、爱伤意识。

【案例导入】

消化科患者孙奶奶，55岁，因在外吃饭后腹痛腹泻10余次伴稀薄水样便，来我院就诊，体格检查：T 38.1℃，P 78次/分，R 16次/分，BP 92/64 mmHg，初步诊断为：急性肠炎。医嘱给予0.9%氯化钠溶液 500ml ivgtt st。任务：为患者建立静脉通道并实施给药。

思考：1.实施静脉输液应如何选取静脉？

2.实施静脉输液的关键操作步骤有哪些？

3.实施静脉输液的注意事项有哪些？

【实训要点】

1.患者为急性肠炎，体内液体大量丢失，输液目的为补充水和电解质，预防和纠正水、电解质紊乱，在病情允许的情况下，输液速度可稍快。

2.输注时严格执行无菌技术原则及三查七对制度。

3.输液过程中应密切观察有无输液反应、有无输液故障的发生，及时处理。

【理论回顾】

静脉输液是利用大气压和液体静压形成的输液系统内压高于人体静脉压的原理将大量无菌溶液或药物直接输入静脉的治疗方法。护士主要职责包括遵医嘱建立静脉通道、监测输液过程以及输液后处理。同时，还需了解治疗目的、输入药物的种类和作用、预期效果、可能发生的不良反应及处理方法。

1.目的

（1）补充水和电解质，预防和纠正水、电解质紊乱和酸碱平衡失调。

（2）补充血容量，改善微循环，维持血压。

（3）输入药物治疗疾病，达到解毒、控制感染、利尿等目的。

（4）补充营养，供给热量，促进组织修复，增加体重，维持正氮平衡。

2. 常用输液部位

（1）周围浅静脉　上肢常用的浅静脉有肘正中静脉、头静脉、贵要静脉、手背静脉网。手背静脉网是成年患者输液时的首选部位；下肢常用的浅静脉有大隐静脉、小隐静脉和足背静脉网，但因下肢静脉有静脉瓣，容易形成血栓，所以下肢浅静脉不作为静脉输液的首选部位。小儿常用足背静脉，但成年人不主张用足背静脉，因其容易引起血栓性静脉炎。

（2）头皮静脉　由于头皮静脉分布较广，互相沟通，交错成网，且表浅易见，不宜滑动，便于固定，常用于小儿的静脉输液。

（3）锁骨下静脉和颈外静脉　常用于中心静脉插管。

3. 输液速度的调节　一般成年人40～60滴/分，儿童20～40滴/分。对于心、肺肾功能不良者、年老体弱者、婴幼儿及输注刺激性较强的药物、含钾药物、高渗性药物或血管活性药物等，须减慢速度；而对于严重脱水、血容量不足、心功能良好的患者，输液速度可适当加快。

4. 输液滴速与时间的计算　输入溶液的每毫升滴数称溶液的点滴系数（滴/毫升）。临床常用一次性静脉输液器的点滴系数有10、15、20三种型号。静脉输液的速度与时间可按下列公式进行计算。

（1）已知输入液体总量与每分钟滴数，计算输完总液量所需用的时间。

$$输液时间（h）=（液体总量×点滴系数）÷（每分钟滴数×60）$$

例如：某患者，遵医嘱输液1000ml，以50滴/分的速度滴入，需用多少时间将液体全部输完？所用输液器点滴系数为15。

$$输液时间（h）=（1000×15）÷（50×60）=5h$$

（2）已知输入液体总量与计划所需时间，调节每分钟滴数。

$$每分钟滴数=液体总量（ml）×点滴系数÷输液时间（min）$$

例如：某患者，遵医嘱输液1500ml，要求5小时完成，要求每分钟滴数。所用输液器点滴系数为10。

$$每分钟滴数=（1500×10）÷（5×60）=50（滴/分）$$

【实训用物】

治疗车上层：注射盘用物一套（聚维酮碘溶液或安尔碘、无菌棉签、弯盘、砂轮），按医嘱备液体及药物，加药用注射器及针头、止血带、胶布、静脉小垫枕、一次性治疗巾、瓶套、开瓶器、输液器一套、输液贴、输液卡、输液记录单、手消毒。

治疗车下层：锐器盒、生活垃圾桶、医用垃圾桶、剪刀等。

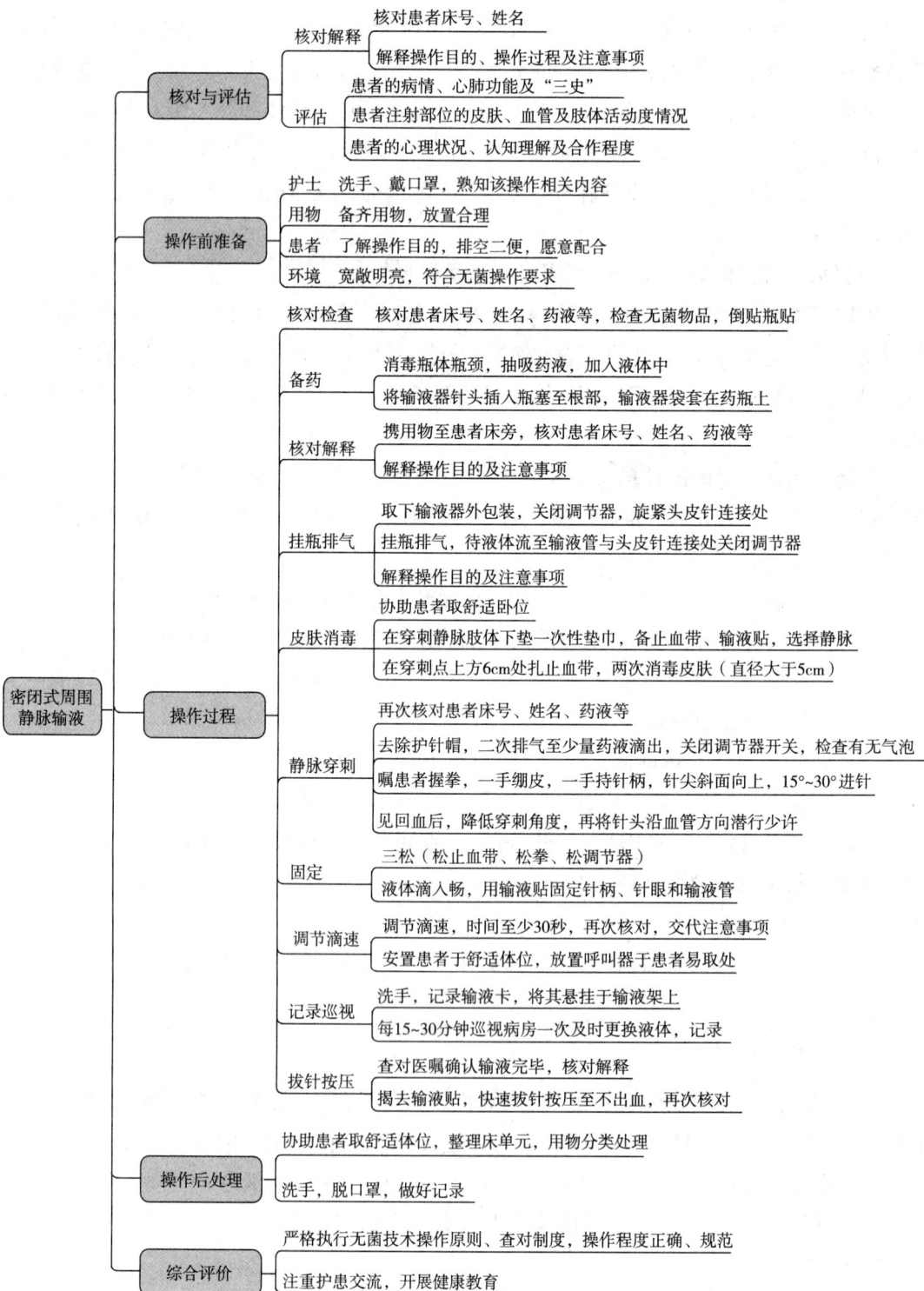

【实训流程】

- **密闭式周围静脉输液**
  - **核对与评估**
    - 核对解释
      - 核对患者床号、姓名
      - 解释操作目的、操作过程及注意事项
    - 评估
      - 患者的病情、心肺功能及"三史"
      - 患者注射部位的皮肤、血管及肢体活动度情况
      - 患者的心理状况、认知理解及合作程度
  - **操作前准备**
    - 护士　洗手、戴口罩，熟知该操作相关内容
    - 用物　备齐用物，放置合理
    - 患者　了解操作目的，排空二便，愿意配合
    - 环境　宽敞明亮，符合无菌操作要求
  - **操作过程**
    - 核对检查　核对患者床号、姓名、药液等，检查无菌物品，倒贴瓶贴
    - 备药
      - 消毒瓶体瓶颈，抽吸药液，加入液体中
      - 将输液器针头插入瓶塞至根部，输液器袋套在药瓶上
    - 核对解释
      - 携用物至患者床旁，核对患者床号、姓名、药液等
      - 解释操作目的及注意事项
    - 挂瓶排气
      - 取下输液器外包装，关闭调节器，旋紧头皮针连接处
      - 挂瓶排气，待液体流至输液管与头皮针连接处关闭调节器
      - 解释操作目的及注意事项
    - 皮肤消毒
      - 协助患者取舒适卧位
      - 在穿刺静脉肢体下垫一次性垫巾，备止血带、输液贴，选择静脉
      - 在穿刺点上方6cm处扎止血带，两次消毒皮肤（直径大于5cm）
    - 静脉穿刺
      - 再次核对患者床号、姓名、药液等
      - 去除护针帽，二次排气至少量药液滴出，关闭调节器开关，检查有无气泡
      - 嘱患者握拳，一手绷皮，一手持针柄，针尖斜面向上，15°~30°进针
      - 见回血后，降低穿刺角度，再将针头沿血管方向潜行少许
    - 固定
      - 三松（松止血带、松拳、松调节器）
      - 液体滴入畅，用输液贴固定针柄、针眼和输液管
    - 调节滴速
      - 调节滴速，时间至少30秒，再次核对，交代注意事项
      - 安置患者于舒适体位，放置呼叫器于患者易取处
    - 记录巡视
      - 洗手，记录输液卡，将其悬挂于输液架上
      - 每15~30分钟巡视病房一次及时更换液体，记录
    - 拔针按压
      - 查对医嘱确认输液完毕，核对解释
      - 揭去输液贴，快速拔针按压至不出血，再次核对
  - **操作后处理**
    - 协助患者取舒适体位，整理床单元，用物分类处理
    - 洗手，脱口罩，做好记录
  - **综合评价**
    - 严格执行无菌技术操作原则、查对制度，操作程度正确、规范
    - 注重护患交流，开展健康教育

【注意事项】

1.严格无菌操作原则及查对制度，预防感染及护理差错的发生。

2.根据病情需要合理安排输液顺序。

3.合理选用静脉，一般从远端小静脉开始穿刺，以保护静脉（抢时可例外）。

4.输液前排尽空气，药液滴注完毕应及时更换输液瓶，以免造成空气栓塞。

5.注意药物配伍禁忌，对于强刺激或特殊药物，应确认针头刺入静脉后再输入。

6.正确调节滴速。

7.输液过程中要加强巡视，注意观察下列情况。

（1）滴入是否通畅，有无漏液，针头脱出、阻塞或移位，输液管扭曲、受压等发生。

（2）有无溶液外溢，穿刺局部有无肿胀或疼痛。如输入强刺激性药物外溢引起局部组织坏死，应立即停止输液并通知医生处理。

（3）密切观察患者有无输液反应，一旦发生，应立即减慢速度或者停止输液，并通知医师，及时处理。

8.24小时连续输液者，应每日更换输液器一次。

【健康宣教】

1.向患者说明输液速度是根据年龄、病情及药物性质调节的，嘱患者切不可自行调节以免发生意外。

2.向患者介绍常见输液反应的症状及防治方法，告知患者一旦出现输液反应的表现，应及时使用呼叫器。

3.指导患者避免频繁活动，以防止针头移位。

【巩固提升】

参考答案

1.患者，男，72岁。脑血管疾病，医嘱静脉输液，输入血栓通，输液时发生静脉痉挛致滴注不畅，护士应（　　）

　　A.加压输液　　　　　　　　　　B.局部热敷

　　C.增快输液速度　　　　　　　　D.降低输液瓶位置

　　E.适当更换肢体位置

2.静脉输液中发现药液不滴查无回血，轻轻挤压输液管有阻力感，此时应（　　）

　　A.调整针头位置　　　　　　　　B.局部热敷，按摩

　　C.升高输液瓶高度　　　　　　　D.适当交换肢体位置

　　E.更换针头重新穿刺

3.患者，女，53岁。因腹泻中度脱水医嘱给予补液，门诊护士在巡回过程中发现患者

静脉输液突然发生不滴，该护士首先应采取的措施是（　　）

    A.调整针头斜面　　　　　　　　　　　B.抬高输液瓶

    C.按摩穿刺部位　　　　　　　　　　　D.放低穿刺部位

    E.观察穿刺部位有无红肿及疼痛

4.静脉输液过程中，如发现患者局部疼痛、肿胀明显，试抽无回血，可能的原因是（　　）

    A.静脉痉挛　　　　　　　　　　　　　B.针刺入过深，穿破对侧血管壁

    C.针头斜面一半在血管外　　　　　　　D.针头斜面紧贴血管壁

    E.针头刺入皮下

5.静脉输液时茂菲滴管内液面的高度一般为（　　）

    A.1/4～1/5　　　　　　　　　　　　　B.1/2～2/3

    C.1/4～1/3　　　　　　　　　　　　　D.1/3～1/2

    E.1/3～2/3

【操作视频】

静脉输液

【考核标准】

密闭式周围静脉输液

项目		考核内容	标准分	得分	备注
素质要求（5分）		衣帽整洁，举止得体，态度和善	5		
核对与评估（9分）	核对解释	核对患者的床号、姓名，正确无误	2		
		解释操作目的、操作过程及注意事项	1		
	评估	患者的病情、心肺功能及"三史"（用药史、过敏史、家族史）	2		
		患者注射部位的皮肤、血管及肢体活动度情况	2		
		患者的心理状况、认知理解及合作程度	1		
		输入药物的质量、有效期、作用、副作用、配伍禁忌等	1		
操作前准备（4分）	护士准备	洗手，戴口罩	1		
	用物准备	备齐用物，放置合理	1		
	患者准备	了解操作目的，排空二便，愿意配合	1		
	环境准备	宽敞明亮，符合无菌操作要求	1		

续表

项目		考核内容	标准分	得分	备注
操作过程 （71分）	核对检查	核对医嘱、输液卡、瓶贴和药液	2		
		检查药液、输液器及其他无菌物品	2		
		药液标签旁倒贴瓶贴	2		
	备药	拉开液体瓶盖，消毒瓶塞至瓶颈	2		
		消毒药液瓶颈和砂轮、割据瓶颈，再次消毒瓶颈，取出注射器，抽吸药液，加入液体中	4		
		输液器针头取出方法正确，无污染	2		
		输液器针头插入瓶塞至根部，输液器袋套在药瓶上	2		
	核对解释	备齐用物，携至患者床旁，核对患者的床号、姓名、药名、剂量、给药途径等	2		
		解释操作目的及注意事项	2		
	挂瓶排气	取下输液器外包装，关闭调节器，旋紧头皮针连接处	2		
		挂输液袋于输液架上	1		
		展开输液管，将茂菲滴管倒置打开调节器，使液体流入滴管内。当达到1/2～2/3满时，快速倒转滴管，使液体缓缓下降	3		
		待液体流至输液管与头皮针连接处关闭调节器	2		
		检查管内有无气泡，将输液管放置妥当	2		
	皮肤消毒	协助患者取舒适卧位	2		
		在穿刺静脉肢体下垫一次性垫巾，备止血带、输液贴，选择粗直、弹性好、避开关节和静脉瓣的静脉	2		
		在穿刺点上方6cm处扎止血带	2		
		两次消毒皮肤（直径大于5cm）	3		
	静脉穿刺	再次核对患者的床号、姓名、药名、剂量、给药途径等	3		
		去除头皮针护针帽，二次排气至少量药液滴出，关闭调节器开关，检查有无气泡	2		
		嘱患者握拳，一手绷紧皮肤、固定血管，一手持针柄使针尖斜面向上并与皮肤成15°～30°进针	4		
		见回血后，降低穿刺角度，再将针头沿血管方向潜行少许	3		
	固定	三松（松止血带、松拳、松调节器）	3		
		液体滴入，用输液贴固定针柄、针眼和输液管	3		
	调节滴速	根据患者年龄、病情和药物性质调节滴速	4		
		再次核对，交代患者及家属注意事项	3		
		安置患者于舒适体位，放置呼叫器于患者易取处	1		
	记录巡视	洗手，记录输液卡，将其悬挂于输液架上	1		
		每15～30分钟巡视病房一次及时更换液体，记录	1		

项目		考核内容	标准分	得分	备注
操作过程 （71分）	拔针按压	查对医嘱确认输液完毕，核对解释	2		
		揭去针柄与头皮针管处输液贴，轻压穿刺点上方	1		
		关闭调节器，迅速拔针嘱患者按压片刻至无出血，再次核对	1		
操作后 处理 （3分）	协助患者取舒适体位，整理床单元，用物分类处理		2		
	洗手、脱口罩，做好记录		1		
综合评价 （8分）	操作质量	达到操作目的，患者无不适	1		
		流程正确，操作规范	1		
		严格执行无菌技术操作原则、查对制度	3		
	人文关怀	注重护患交流，正确开展健康教育	3		

✎ **反思日记**

（汤　艳　徐志平）

实训 23　留置针静脉输液

📖 **实训目标**

知识目标　掌握留置针静脉输液的操作要领及注意事项。

能力目标　能严格执行无菌操作技术和查对制度；能正确实施留置针静脉输液法。

素质目标　具有严谨规范的工作意识，在操作中展现良好的护患沟通的能力、爱伤意识。

【案例导入】

心内科患者王爷爷，76岁，于昨日晚饭散步后心前区疼痛，呕吐数次前往急诊就诊，诊断为"急性心肌梗死"，收住心内科，患者既往有"冠心病"病史5年。入院护理评估T 36.5℃，P 76次/分，R 20次/分，BP 134/80mmHg。医嘱：0.9%氯化钠溶液500ml ivgtt st 开放静脉通路。任务：请为患者建立静脉通道并实施给药。

思考：1.实施留置针静脉输液应如何选取静脉？

2.实施留置针静脉输液的关键操作步骤有哪些？

3.实施留置针静脉输液的注意事项有哪些？

【实训要点】

1.该患者为急性心肌梗死发作的老年患者，病情较重且血管不易穿刺，须保持静脉通道的畅通，便于治疗和抢救。可以在征求患者同意后采用静脉留置针输液。

2.根据患者的病情、年龄、药物性质正确调节滴速。

3.严格执行三查七对制度及无菌操作原则。

【理论回顾】

静脉留置针又称为套管针，是由不锈钢的针芯，软的外套管及塑料针座组成。穿刺时将外套管和针芯一起刺入血管中，当套管送入血管后，抽出针芯，仅将柔软的外套管留在血管中进行输液的一种输液工具。适用于需长期输液、静脉穿刺困难的患者。留置针分为开放式留置针和密闭式留置针；密闭式留置针又分为直型留置针和Y形留置针。

1.目的

（1）保护患者静脉，避免因反复穿刺给患者造成痛苦。

（2）保持静脉通道畅通，便于治疗和抢救。

2.适应证

（1）长期输液、静脉穿刺困难患者。

（2）老年体弱、无自主意识的患者。

（3）危重、大手术后患者，可随时打开静脉通道、及早用药，提高抢救成功率。

3.实训要点

（1）静脉选择　宜选择上肢静脉作为穿刺部位，避开静脉瓣、关节部位以及有瘢痕、炎症、硬结等处的静脉；接受乳腺癌根治术和腋下淋巴结清扫术的患者应选健侧肢体进行穿刺。

（2）皮肤消毒　皮肤消毒范围直径应≥8cm，应待消毒液自然干燥后再进行穿刺。

（3）留置针留置时间　72～96小时为常规留置时间，不超过一周（注意评估导管功能及局部皮肤情况）。如果时间过长，血管通透性增加，有可能导致液体渗漏，从而引起导管堵塞或脱出而导致留置针失败。

（4）留置针冲封管　可以保证静脉输液管道的通畅，并能将残留的血液制品、高渗溶液或刺激性药冲入血液，避免刺激局部血管，应采用正压封管。每次输液前应确认导管在血管内，先抽回血，再用无菌生理氯化钠溶液冲洗导管；无回血，冲洗有阻力应拔出留置针，切忌用注射器用力推注，以免将凝固的血栓推进血管，造成栓塞。

4.留置针穿刺失败的原因

（1）穿刺技术不熟练，使导管尖受损　静脉穿刺时见回血后再顺血管方向进针时没掌握好角度，反复在皮下穿刺寻找静脉，致外套管尖端边缘破损或边缘外翻。

（2）过度刺破静脉后。

（3）仅将针尖刺入静脉、而外套管尚在静脉外，导致送管失败。

（4）穿刺角度过小，静脉壁划伤。

【实训用物】

治疗车上层：注射盘用物一套（聚维酮碘溶液或安尔碘、无菌棉签、弯盘、砂轮），按医嘱备液体及药物，加药用注射器及针头、止血带、胶布、静脉小垫枕、一次性治疗巾、瓶套、开瓶器、静脉留置针、无菌透明敷贴、预充式导管冲洗器1支（或5 ml注射器、生理氯化钠溶液）、输液卡、输液记录单、手消毒液。

治疗车下层：锐器盒、生活垃圾桶、医用垃圾桶、剪刀。

【实训流程】

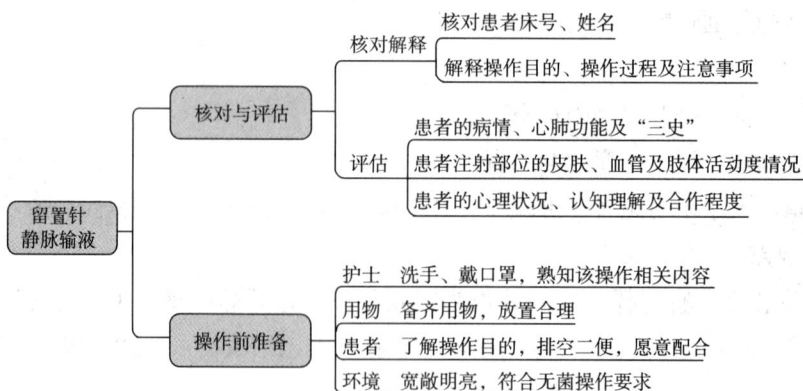

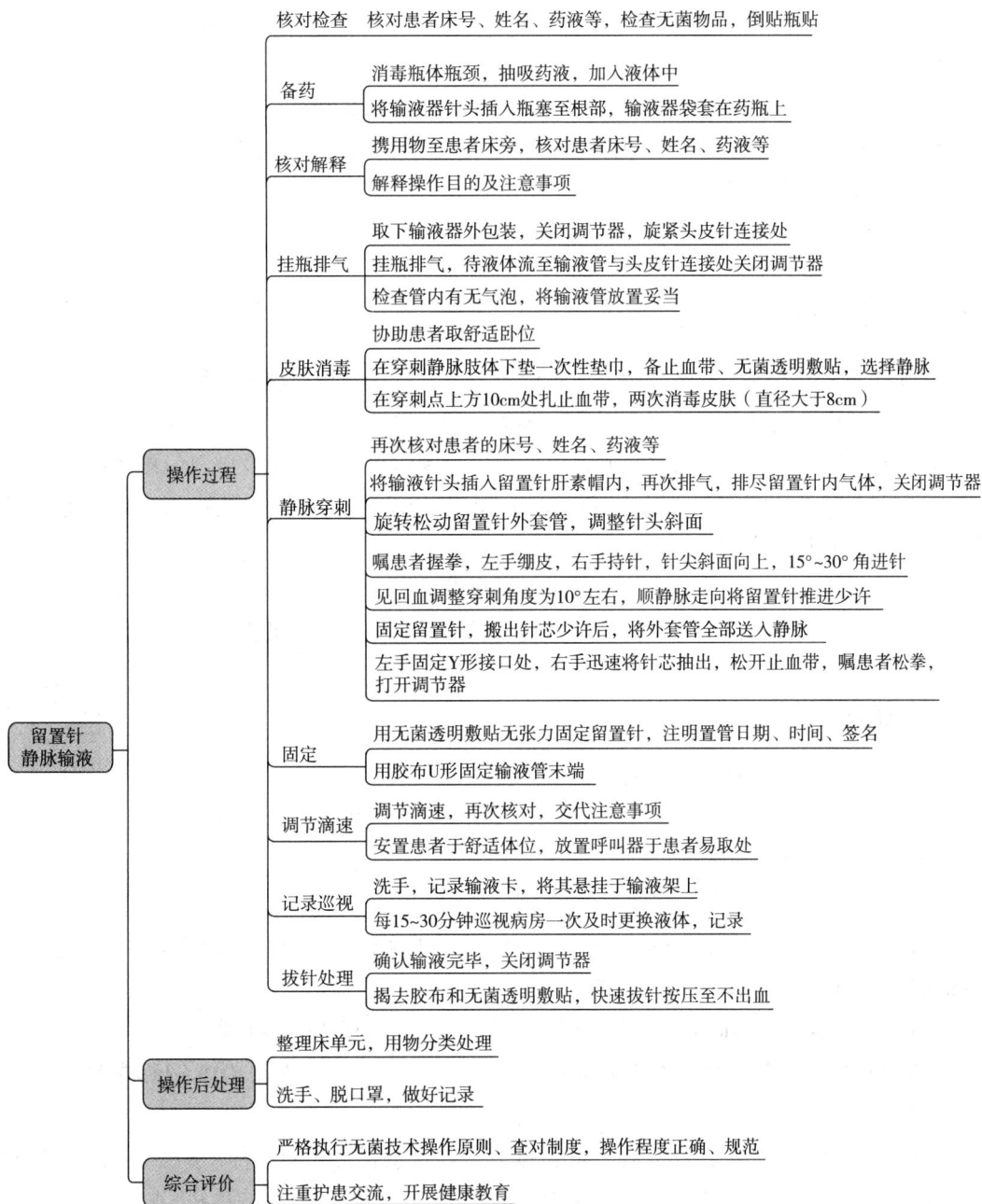

核对检查　核对患者床号、姓名、药液等，检查无菌物品，倒贴瓶贴

备药　消毒瓶体瓶颈，抽吸药液，加入液体中
　　　将输液器针头插入瓶塞至根部，输液器袋套在药瓶上

核对解释　携用物至患者床旁，核对患者床号、姓名、药液等
　　　　　解释操作目的及注意事项

挂瓶排气　取下输液器外包装，关闭调节器，旋紧头皮针连接处
　　　　　挂瓶排气，待液体流至输液管与头皮针连接处关闭调节器
　　　　　检查管内有无气泡，将输液管放置妥当

皮肤消毒　协助患者取舒适卧位
　　　　　在穿刺静脉肢体下垫一次性垫巾，备止血带、无菌透明敷贴，选择静脉
　　　　　在穿刺点上方10cm处扎止血带，两次消毒皮肤（直径大于8cm）

操作过程

静脉穿刺　再次核对患者的床号、姓名、药液等
　　　　　将输液针头插入留置针肝素帽内，再次排气，排尽留置针内气体，关闭调节器
　　　　　旋转松动留置针外套管，调整针头斜面
　　　　　嘱患者握拳，左手绷皮，右手持针，针尖斜面向上，15°~30°角进针
　　　　　见回血调整穿刺角度为10°左右，顺静脉走向将留置针推进少许
　　　　　固定留置针，搬出针芯少许后，将外套管全部送入静脉
　　　　　左手固定Y形接口处，右手迅速将针芯抽出，松开止血带，嘱患者松拳，打开调节器

固定　用无菌透明敷贴无张力固定留置针，注明置管日期、时间、签名
　　　用胶布U形固定输液管末端

调节滴速　调节滴速，再次核对，交代注意事项
　　　　　安置患者于舒适体位，放置呼叫器于患者易取处

记录巡视　洗手，记录输液卡，将其悬挂于输液架上
　　　　　每15~30分钟巡视病房一次及时更换液体，记录

拔针处理　确认输液完毕，关闭调节器
　　　　　揭去胶布和无菌透明敷贴，快速拔针按压至不出血

留置针静脉输液

操作后处理
整理床单元，用物分类处理
洗手、脱口罩，做好记录

综合评价
严格执行无菌技术操作原则、查对制度，操作程度正确、规范
注重护患交流，开展健康教育

【注意事项】

1.静脉留置针一般可保留3~5日，每次输液前后应检查穿刺部位及静脉走向有无红、肿、热痛及静脉硬化；询问患者有无不适，如有异常，及时拔出导管。

2.留置针输液时，每次输液完毕后应注入一定量的封管液，做到正压封管，防止发生血液凝固导管堵塞。常用的封管液包括无菌生理氯化钠溶液、稀释肝素溶液。

3.不要频繁揭开保护膜，这样会导致留置针脱出、套管在血管内移动，易引起血管损伤，增加患者痛苦。

4.如穿刺处出现渗液、渗血、出汗较多、保护膜与皮肤间有空气时应及时更换。

5.成年人常规使用20G、22G的留置针，小儿及老年人患者常使用22G、24G的留置针，以大程度地降低穿刺对静脉造成的伤害。

6.其他同密闭式周围静脉输液法的注意事项。

【健康宣教】

1.嘱患者避免置管侧肢体下垂，以免由于重力作用造成回血堵塞导管。

2.嘱患者置管侧肢体可适当活动，但避免剧烈运动。

3.嘱患者淋浴时需做好防水措施，可使用保鲜膜包裹穿刺部位及敷料包裹区域。

4.嘱患者每日观察穿刺点及周围皮肤的情况，若发现皮肤痒、过敏、穿刺点红肿疼痛等异常现象，应及时告知护士。

5.若穿刺部位渗血、渗液，应及时予以更换敷料。

6.穿刺部位敷料发生松动、污染等完整性受损时需立即更换敷料

【巩固提升】

参考答案

1.静脉留置针的保留时间通常为（　　）

  A. 24～48小时   B. 48～72小时

  C. 72～96小时   D. 7天

  E. 10天

2.患者，男，66岁，因肥胖静脉显露不清，护士建议用静脉留置针输液。以下说法不正确的是（　　）

  A.在穿刺点上方10cm处扎止血带   B.15°～30°进针

  C.在透明膜上记录留置日期和时间   D.封管使用1000U/ml的稀释肝素溶液

  E.注意正压封管

3.患者需要长期输液治疗，为了避免每天穿刺给患者带来的痛苦，护士采用留置针输液，输液完毕后要用生理氯化钠溶液作为静脉留置针封闭液，每次的量和间隔时间是（　　）

  A. 1～2ml，1～2小时   B. 2～4ml，2～4小时

  C. 5～10ml，6～8小时   D. 15～20ml，10～12小时

  E. 3～5ml，24小时

4.患者，女，37岁。静脉留置针输液第三天，今晨输液，液体滴入不畅，局部无肿胀，检查有回血，护士首先应（　　）

  A.盐水或肝素冲管   B.更换针头重新穿刺

  C.减慢输液速度   D.输液静脉上方热敷

　　E.检查管道，抬高输液瓶位置

5.行外周静脉留置针穿刺时，其进针角度以（　　）为宜

　　A. 5°~10°　　　　　　　　　　　　　　　　B. 10°~20°

　　C. 15°~30°　　　　　　　　　　　　　　　D. 20°~30°

　　E. 30°~45°

【操作视频】

留置针静脉输液

【考核标准】

留置针静脉输液

项目		考核内容	标准分	得分	备注
素质要求（5分）		衣帽整洁，举止得体，态度和善	5		
核对与评估（11分）	核对解释	核对患者的床号、姓名，正确无误	2		
		解释操作目的、操作过程及注意事项	2		
	评估	患者的病情、心肺功能及"三史"（用药史、过敏史、家族史）	2		
		患者注射部位的皮肤、血管及肢体活动度情况	2		
		患者的心理状况、认知理解及合作程度	2		
		输入药物质量、有效期、作用、副作用、配伍禁忌等	1		
操作前准备（4分）	护士准备	洗手，戴口罩	1		
	用物准备	备齐用物，放置合理	1		
	患者准备	了解操作目的，愿意配合	1		
	环境准备	宽敞明亮，符合无菌操作要求	1		
操作过程（69分）	核对检查	核对医嘱、输液卡、瓶贴和药液	1		
		检查药液、留置针、输液器及其他无菌物品	2		
		药液标签旁倒贴瓶贴	1		
	备药	拉开液体瓶盖，消毒瓶塞至瓶颈	2		
		消毒药液瓶颈和砂轮、割据瓶颈，再次消毒瓶颈，取出注射器，抽吸药液，加入液体中	2		
		输液器针头取出方法正确，无污染	5		
		输液器针头插入瓶塞至根部，输液器袋套在药瓶上	1		

续表

项目		考核内容	标准分	得分	备注
操作过程 （69分）	核对解释	备齐用物，携至患者床旁，核对患者的床号、姓名、药名、剂量、给药途径等	2		
		解释操作目的及注意事项	1		
	挂瓶排气	取下输液器外包装，关闭调节器，旋紧头皮针连接处	1		
		挂输液袋于输液架上	1		
		展开输液管，将茂菲滴管倒置打开调节器，使液体流入滴管内。当达到1/2～2/3满时，快速倒转滴管，使液体缓缓下降	2		
		待液体流至输液管与头皮针连接处关闭调节器	2		
		检查管内有无气泡，将输液管放置妥当	1		
	皮肤消毒	协助患者取舒适卧位	1		
		在穿刺静脉肢体下垫一次性垫巾，备止血带、无菌透明敷贴，选择粗直、弹性好、避开关节和静脉瓣的静脉	2		
		在穿刺点上方10cm处扎止血带	2		
		两次消毒皮肤（直径大于8cm）	2		
	静脉穿刺	再次核对患者的床号、姓名、药名、剂量、给药途径等	2		
		检查并打开静脉留置针外包装，将输液针头插入肝素帽内至针头根部再次排气，排尽留置针内气体，关闭调节器	3		
		旋转松动留置针外套管，调整针头斜面，嘱患者握拳，左手绷紧皮肤，右手持针，针尖斜面向上，与皮肤成15°～30°角进针	4		
		见回血调整穿刺角度为10°左右，顺静脉走向将留置针推进少许	4		
		固定留置针，撤出针芯少许后，将外套管全部送入静脉	4		
		左手固定Y形接口处，右手迅速将针芯抽出，松开止血带，嘱患者松拳，打开调节器	4		
	固定	用无菌透明敷贴密闭式无张力固定留置针，并注明置管日期、时间、签名	2		
		用胶布U形固定输液管末端	1		
	调节滴速	根据患者年龄、病情和药物性质调节滴速	2		
		再次核对，交代患者及家属注意事项	2		
		安置患者于舒适体位，放置呼叫器于患者易取处	2		
	记录巡视	洗手，记录输液卡，将其悬挂于输液架上	2		
		每15～30分钟巡视病房一次及时更换液体，记录	1		

续表

项目		考核内容	标准分	得分	备注
操作过程 （69分）	注液封管	输液完毕，关闭调节器，拔出输液头皮针头	1		
		常规消毒肝素帽胶塞，将抽好封管液的注射器针头刺入肝素帽胶塞内，进行脉冲式冲管，正压封管，注射封管液过程中推一下停一下（每注射0.2ml，暂停1秒，再推0.2ml，如此反复进行），同时一边注射封管液一边退针，直至针头全部退出，快速关闭控制锁	2		
	拔针处理	确认输液完毕，关闭调节器	1		
		揭去固定留置针和延长管胶布和无菌透明敷贴用无菌纱布或无菌干棉签置于穿刺点上方，迅速拔出留置针按压穿刺点至不出血为止，并告知注意事项	1		
操作后处理（3分）		整理床单元，用物分类处理	2		
		洗手，脱口罩，做好记录	1		
综合评价 （8分）	操作质量	达到操作目的，患者无不适等	1		
		严格执行无菌技术操作原则、查对制度	1		
		保证输液安全操作程序正确、规范、熟练	3		
	人文关怀	注重人文关怀，护患沟通良好、及时正确开展健康教育	3		

☞ **知识窗**

迷你中线导管

迷你中线导管（Mini-midline）是一种用于静脉输液的导管，介于常规外周静脉导管和中心静脉导管之间。其长度通常在8～15cm，插入上臂的外周静脉，如贵要静脉或肘正中静脉，并延伸至上臂的中部或更靠近肩部的静脉，但不会进入中心静脉系统。迷你中线导管设计用于中短期的静脉输液治疗，通常不超过4周，是适用于需要持续几天到几周静脉输液的患者，例如抗生素治疗和补液治疗等。迷你中线导管的插入过程需要严格的无菌操作，通常在局部麻醉下进行。使用超声引导可以提高插入的成功率和安全性。在使用过程中，护理人员需要定期监测导管插入部位，确保无感染迹象，如红肿、疼痛或渗液，并定期冲洗导管以防止堵塞。

相较于常规外周静脉导管，迷你中线导管可以减少反复穿刺的需求，提供更持久的静脉通路。对于外周静脉条件差、需要频繁输液的患者，迷你中线导管是一个较好的选择。此外，与中心静脉导管相比，迷你中线导管的感染和血栓风险较低，因此适合不需要长期静脉治疗的患者。然而，迷你中线导管也有其局限性。它通常不适用于超过4周的长期治疗，且不适用于高渗液体或刺激性药物的输注。

✐ 反思日记

_____

_____

_____

_____

_____

_____

_____

（汤 艳 赵 静）

情境六　呼吸促进技术

【概述】

在新陈代谢过程中，机体需要不断从外界环境中摄取氧气，并将自身产生的二氧化碳排出体外。机体与环境之间的气体交换过程称为呼吸。呼吸是维持机体新陈代谢和生命活动所必需的基本生理过程之一，一旦呼吸停止，生命也将终结。呼吸的全过程由三个互相关联的环节组成：外呼吸、气体运输和内呼吸。呼吸促进技术包括协助患者翻身叩背、指导咳嗽、雾化吸入、吸痰等促进痰液排出的护理措施及氧气吸入法等，护士熟练掌握这些技术，能有效缓解患者的呼吸系统症状，促进患者的舒适。

1.呼吸过程

（1）外呼吸　即肺呼吸，包括肺通气和肺换气两个过程。肺通气指通过呼吸运动使肺与外界环境之间进行的气体交换。实现肺通气的相关结构包括呼吸道、肺泡和胸廓等。呼吸道是气体进出的通道，肺泡是气体交换的场所，胸廓的节律性运动则是实现肺通气的原动力；肺换气指肺泡与肺毛细血管之间的气体交换。其交换方式通过分压差扩散进行，即气体从高分压处向低分压处扩散。

（2）气体运输　通过血液循环将氧由肺运送到组织细胞，同时将二氧化碳由组织细胞运送至肺。

（3）内呼吸　即组织换气。指血液与组织、细胞之间的气体交换。交换方式同肺换气，交换的结果使动脉血变成静脉血，体循环毛细血管的血液不断地从组织中获得二氧化碳，释放出氧气。

2.呼吸的化学性调节

动脉血氧分压（PaO_2）、二氧化碳分压（$PaCO_2$）和离子度（H^+）的改变对呼吸运动的影响，称为化学性调节。$PaCO_2$是调节呼吸中最重要的生理性化学因素。$PaCO_2$下降，出现呼吸运动减弱或暂停；$PaCO_2$升高，使呼吸加深加快，肺通气增加；若$PaCO_2$超过一定水平，则抑制中枢神经系统活动，包括呼吸中枢，出现呼吸困难、头痛头晕，甚至昏迷，即二氧化碳麻醉。$PaCO_2$对呼吸的调节是通过中枢及外周化学感受器两条途径实现的。

3.咳嗽与咳痰

（1）咳嗽　是一种保护性反射活动，通过有效咳嗽达到清除呼吸道分泌物及异物的作用。但咳嗽减弱或消失危害是非常大的，肺不张、肺部感染甚至窒息都是可能的严重后果。当然，咳嗽过于频繁且剧烈会增加胸腔和肺泡内的压力，静脉血的回流受阻，进一步影响肺功能，甚至诱发气胸，频繁的咳嗽还会影响正常的休息与工作。

（2）咳痰　是借助支气管黏膜上皮的纤毛、支气管平滑肌的收缩及咳嗽反射，将呼吸道分泌物排出体外的过程。引起咳嗽咳痰的病因很多，通常有以下几种致病因素：①感染因素，如上呼吸道感染、支气管炎、支气管扩张、肺炎、肺结核、胸膜炎等；②理化因素，如肺癌压迫支气管、误吸、气道出血、刺激性气体及粉尘的刺激；③过敏因素，即吸入致敏源，如过敏性鼻炎、支气管哮喘等；④相关疾病，如胃食管反流、后鼻部病变、某些全身性疾病或累及呼吸系统的传染病、寄生虫等；⑤药物作用，如服用 β 受体阻滞剂或血管紧张素转代酶抑制剂等。

4. 清除呼吸道分泌物的护理技术

（1）有效咳嗽　咳嗽是一种防御性呼吸反射，可排出呼吸道内的异物、分泌物，具有清洁、保护和维护呼吸道通畅的作用。适用于神志清醒尚能咳嗽的患者。护士应对患者进行指导，帮助患者学会有效咳嗽的方法。促进有效咳嗽的主要措施：①改变患者姿势，使分泌物流入大气道内便于咳出。②鼓励患者做缩唇呼吸，即鼻吸气，口缩唇呼气，以引发咳嗽反射。③在病情许可情况下，增加患者活动量，有利于痰液的松动。④双手稳定地按压胸壁下侧，提供一个坚实的力量有助于咳嗽。有效咳嗽的步骤为：患者取坐位或半卧位，屈膝，上身前倾，双手抱膝或在胸部和膝盖上置一枕头并用两肋夹紧，深吸气后屏气3 秒，用力做爆破性咳嗽，将痰液咳出。

（2）叩击　指用手叩打胸背部，借助振动，使分泌物松脱而排出体外。适用于长期卧床、久病体弱、排痰无力的患者。叩击的手法是：患者取坐位或侧卧位，操作者将手固定成背隆掌空状，即手背隆起，手掌中空，手指弯曲，拇指紧靠示指，有节奏地从肺底自下而上，由外向内轻轻叩打。边叩边鼓励患者咳嗽。注意不可在裸露的皮肤上叩击，同时避开脊柱、肾区等部位。

实训 24　氧气筒吸氧法

📖 实训目标

知识目标　掌握氧气筒吸氧法操作要领及注意事项。

能力目标　能正确实施氧气筒吸氧法护理操作。

素质目标　具有严谨规范的工作意识，在操作中展现良好的护患沟通的能力、爱伤意识。

【案例导入】

呼吸内科患者庞奶奶，78 岁，因"受凉出现咳嗽咳痰伴气喘"入院治疗，既往有慢性支气管炎病史20 年，平车推入病房，神志清，精神萎，咳嗽咳白黏痰，能自行咳出，测

T 37.2℃，P 80 次/分，BP 145/90mmHg，查血气分析示 PaO_2 48mmHg，$PaCO_2$ 60mmHg，医嘱：吸氧。任务：遵医嘱为患者吸氧。

　　思考：1.针对该患者，该如何选择氧流量？

　　　　　2.实施氧气筒吸氧法关键操作步骤有哪些？

　　　　　3.为该患者实施氧气筒吸氧法有哪些注意事项？

【实训要点】

　　1.血气分析结果显示 PaO_2 48mmHg，属于中度缺氧；$PaCO_2$ 60mmHg，说明伴有二氧化碳潴留，属于二型呼吸衰竭。

　　2.合理用氧，纠正缺氧和二氧化碳潴留、改善呼吸功能是该患者目前的主要护理措施；结合患者病情，应采用低流量（1～2L/min）低浓度持续给氧，预防吸入高浓度氧引起呼吸抑制，加重二氧化碳潴留。

　　3.吸氧过程中，应向患者及家属做好安全用氧的健康指导，并注意观察用氧效果，动态监测血气分析，及时调整氧流量。

【理论回顾】

　　氧是生命活动所必需的物质，如果组织得不到足够的氧或不能充分利用氧，组织的代谢、功能甚至形态结构都可能发生异常改变，这一过程称为缺氧。氧气疗法指通过给氧，提高动脉血氧分压（PaO_2）和动脉血氧饱和度（SaO_2）增加动脉血含量（CaO_2），纠正这种原因造成的缺氧状态，促进组织的新陈代谢，维持机体生命活动的一种治疗方法。

1.缺氧的分类

（1）低张性缺氧　由于吸入气体中氧分压过低；肺泡通气不足气体弥散障碍；静脉血分流入动脉而引起缺氧。常见于吸入气体中氧浓度低、慢性阻塞性肺部疾病、先天性心脏病等。吸氧对低张性缺氧疗效最好，应用也最广泛。

（2）血液性缺氧　由于血红蛋白数量减少或性质改变而引起的缺氧。常见于严重贫血、一氧化碳中毒、高铁血红蛋白症等；适合采用高浓度氧疗或纯氧吸入治疗。目的是增加血浆溶解氧量，提高对组织的供氧。

（3）循环性缺氧　由于动脉血灌注不足、静脉回流障碍引起的缺氧。常见于心力衰竭、休克、动脉痉挛等。适合高浓度氧的吸入，同时加强病因治疗。

（4）组织性缺氧　由于组织细胞不能充分利用氧而导致用氧障碍性的缺氧。常见于氰化物中毒。通过氧疗提高血浆和组织之间的氧分压的梯度，增加氧气向组织的弥散，但疗效有限。

2.缺氧程度判断　根据临床表现及动脉血氧分压（PaO_2）和动脉血氧饱和度（SaO_2）来确定。

（1）轻度低氧血症　可给予低流量低浓度（氧流量1～2L/min）氧气。

（2）中度低氧血症　PaO_2 为 $4 \sim 6.67kPa$（$30 \sim 50mmHg$），SaO_2 为 $60\% \sim 80\%$，有发绀、呼吸困难，需氧疗。

（3）重度低氧血症　$PaO_2 < 4kPa$（$30mmHg$），$SaO_2 < 60\%$，显著发绀、呼吸极度困难、出现"三凹征"，是氧疗的绝对适应证。

血气分析检查是监测用氧效果的客观指标，当患者 PaO_2 低于 $50mmHg$（$6.6kPa$）时，应给予吸氧。

3. 氧浓度和氧流量的换算法

（1）氧气成分　根据条件和患者的需要，一般医院常用99％氧气或5％的二氧化碳和纯氧混合气体。

（2）吸氧浓度　掌握吸氧浓度对纠正缺氧起着重要的作用，一般认为在常压下吸入40％～50％的氧是安全的；低于25％的氧浓度，则无治疗价值；高于50％的氧浓度，持续时间超过48小时，就有发生氧中毒的可能。对于缺氧和二氧化碳滞留并存者，应给予低浓度、低流量持续吸氧。

（3）氧浓度和氧流量的换算法　吸氧浓度（％）=21+4 × 氧流量（L/min）。

【实训用物】

治疗盘内备：湿化瓶内盛1/3～1/2满的蒸馏水、小药杯（内盛冷开水）、纱布、弯盘、鼻氧管、棉签、扳手。

治疗盘外备：流量表、氧气筒及氧气压力表装置、用氧记录单、笔、速干手消毒剂、手电筒、四防卡等。

治疗车下层：医疗垃圾桶、生活垃圾桶。

【实训流程】

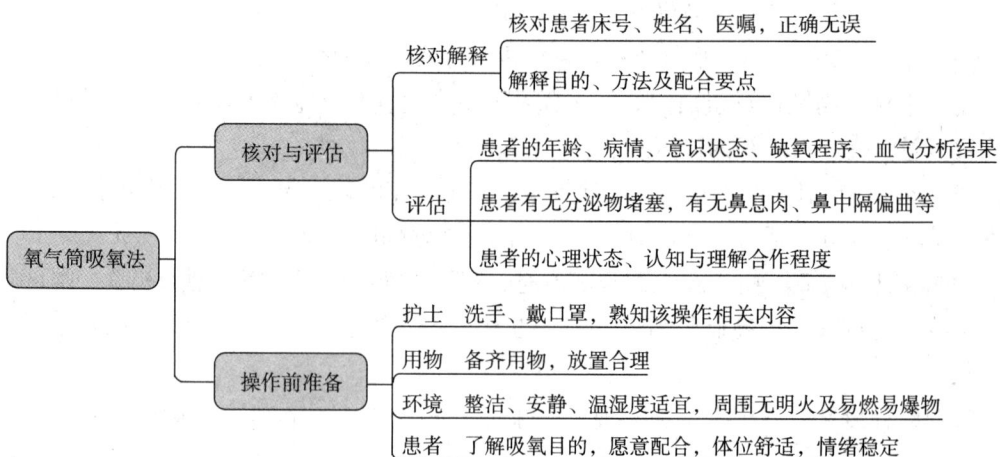

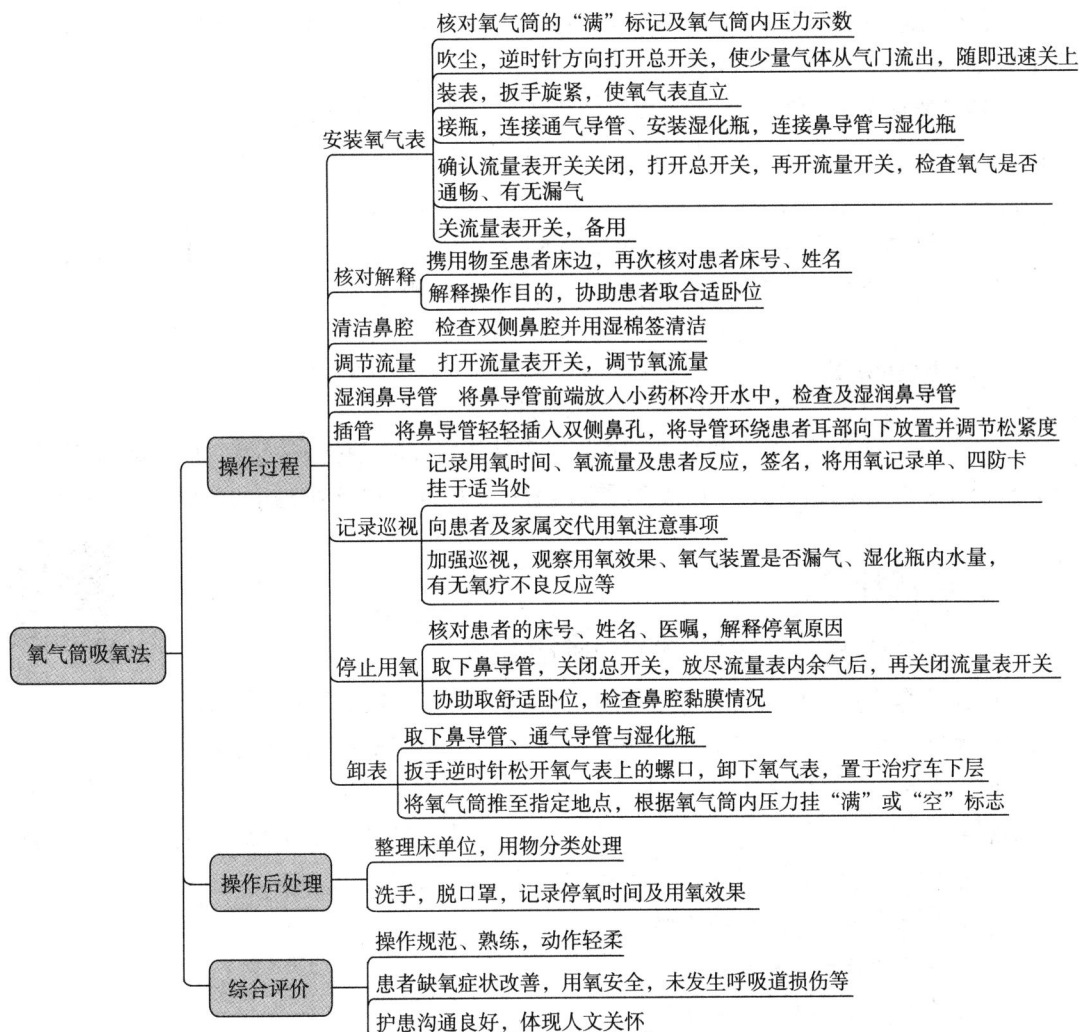

氧气筒吸氧法

操作过程

安装氧气表
- 核对氧气筒的"满"标记及氧气筒内压力示数
- 吹尘，逆时针方向打开总开关，使少量气体从气门流出，随即迅速关上
- 装表，扳手旋紧，使氧气表直立
- 接瓶，连接通气导管、安装湿化瓶，连接鼻导管与湿化瓶
- 确认流量表开关关闭，打开总开关，再开流量开关，检查氧气是否通畅、有无漏气
- 关流量表开关，备用

核对解释
- 携用物至患者床边，再次核对患者床号、姓名
- 解释操作目的，协助患者取合适卧位

清洁鼻腔 检查双侧鼻腔并用湿棉签清洁

调节流量 打开流量表开关，调节氧流量

湿润鼻导管 将鼻导管前端放入小药杯冷开水中，检查及湿润鼻导管

插管 将鼻导管轻轻插入双侧鼻孔，将导管环绕患者耳部向下放置并调节松紧度

记录巡视
- 记录用氧时间、氧流量及患者反应，签名，将用氧记录单、四防卡挂于适当处
- 向患者及家属交代用氧注意事项
- 加强巡视，观察用氧效果、氧气装置是否漏气、湿化瓶内水量，有无氧疗不良反应等

停止用氧
- 核对患者的床号、姓名、医嘱，解释停氧原因
- 取下鼻导管，关闭总开关，放尽流量表内余气后，再关闭流量表开关
- 协助取舒适卧位，检查鼻腔黏膜情况

卸表
- 取下鼻导管、通气导管与湿化瓶
- 扳手逆时针松开氧气表上的螺口，卸下氧气表，置于治疗车下层
- 将氧气筒推至指定地点，根据氧气筒内压力挂"满"或"空"标志

操作后处理
- 整理床单位，用物分类处理
- 洗手，脱口罩，记录停氧时间及用氧效果

综合评价
- 操作规范、熟练，动作轻柔
- 患者缺氧症状改善，用氧安全，未发生呼吸道损伤等
- 护患沟通良好，体现人文关怀

【注意事项】

1.严格遵守操作规程

（1）先调后用 指按病情先调节流量然后吸氧。

（2）先拔后关 指停用氧时先拔出鼻塞或鼻导管，再关闭氧气开关。

（3）先分离后调节 指中途改变氧流量时，先分离鼻导管，调节好流量后再接上。

以上三点都是为了避免用氧过程中，一旦关错开关导致大量的氧气突然冲入呼吸道而损伤呼吸道组织。

2.做到安全用氧 实施"四防"即防火、防油、防热、防震。

3.正确使用湿化瓶 一般情况下湿化瓶内装冷开水，以湿润氧气；当患者发生急性肺水肿时，应将湿化瓶内的水换成20%～30%乙醇，利于改善气体交换功能；使用复合式人工鼻/过滤器时则湿化瓶内保持干燥。

4. 确保患者用氧效果 观察患者缺氧症状改善情况，排除影响用氧效果的因素，按需调节流量。

5. 持续给氧者要定时更换鼻塞等 使用鼻塞、头罩者每日更换一次；使用面罩者4～8小时更换一次；使用鼻导管给氧者每日至少更换2次，双侧鼻孔交替插管，并及时清除鼻腔分泌物，防止鼻导管堵塞。

6. 氧气筒内氧气不能用尽 压力表降至5kg/cm²（0.5MPa/cm²）即不可再用，及时调换氧气筒。氧气筒应有"空"或"满"标志，避免急用时搬错。

【健康宣教】

向患者及家属解释氧疗的重要性；指导正确使用氧疗的方法及注意事项，包括不随意调节氧流量及防火、防油、防热、防震等重要内容；积极宣传呼吸道疾病的预防保健知识。

【巩固提升】

参考答案

1. 采用单侧鼻导管法给氧时，鼻导管插入深度为（　　）

    A. 鼻尖至耳垂之长度　　　　　　　　B. 发际至剑突之长度

    C. 鼻尖至耳垂长度之1/2　　　　　　D. 发际至剑突长度之2/3

    E. 鼻尖至耳垂长度之2/3

2. 患者，女，39岁。支气管哮喘，患者呼吸困难，气喘，口唇发绀，大汗淋漓，端坐卧位，护士为其进行鼻导管给氧时，下述正确的是（　　）

    A. 湿化瓶内20%～30%的乙醇

    B. 调节流量后插入鼻导管

    C. 鼻导管插入长度为鼻尖到耳垂的1/3

    D. 中途调节氧流量时应先关总开关后再调节

    E. 支气管哮喘患者应采取低流量，低浓度，间断给氧

3. 患者，男，58岁。心肌梗死，经过及时抢救，病情好转，按医嘱停用鼻导管吸氧，护士应首先（　　）

    A. 拔出鼻导管　　　　　　　　　　B. 关流量表

    C. 取下湿化瓶　　　　　　　　　　D. 松脱导管玻璃接头

    E. 关总开关

4. 下述用氧方法正确的是（　　）

    A. 氧气筒应至少距火炉1m、暖气5m

    B. 氧气表及螺旋口上应涂油润滑

    C. 用氧时，先插入鼻导管再调节氧流量

    D. 停用氧时，先拔出鼻导管再关闭氧气开关

    E. 持续用氧者，每周更换鼻导管2次

5.用氧的注意事项中，错误的一项是（　　）

A.注意用氧安全，切实做好"四防"

B.先调节流量后应用

C.禁止用带油的扳手装卸氧气表

D.停用时，先关闭氧气开关再拔出导管

E.用氧过程中应注意氧疗效果

【考核标准】

氧气筒吸氧法

项目		考核内容	标准分	得分	备注
素质要求（5分）		衣帽整洁，举止得体，态度和善	5		
核对与评估（8分）	核对解释	核对患者床号、姓名和医嘱，正确无误	2		
		解释目的、方法及配合要点	1		
	评估	患者的年龄、病情、意识状态、缺氧程度、血气分析结果	2		
		患者有无分泌物堵塞，有无鼻息肉、鼻中隔偏曲等	2		
		患者的心理状态、认知与理解合作程度	1		
操作前准备（6分）	护士准备	洗手，戴口罩	1		
	用物准备	备齐用物，放置合理	2		
	环境准备	整洁、安静、温湿度适宜，周围无明火及易燃易爆物	2		
	患者准备	了解吸氧目的，愿意配合，体位舒适，情绪稳定	1		
操作过程（73分）	安装氧气表	核对氧气筒的"满"标记及氧气筒内压力示数	2		
		吹尘，逆时针方向打开总开关，使少量气体从气门流出，随即迅速关上	4		
		装表，将氧气表螺口与氧气筒气门处螺丝接头衔接，按顺时针方向初步旋紧，稍向后倾斜氧气表，用扳手旋紧，使氧气表直立	4		
		接瓶，连接通气导管、安装湿化瓶，连接鼻导管与湿化瓶	4		
		确认流量表开关处于关闭状态，打开总开关，再开流量表开关，检查氧气是否通畅、有无漏气	4		
		关流量开关，备用	2		
	核对解释	携用物至患者床边，再次核对患者床号、姓名	2		
		解释操作目的，协助患者取合适卧位	1		
	清洁鼻腔	检查双侧鼻腔并用湿棉签清洁	4		
	调节流量	打开流量表开关，确认氧气流出通畅	4		
		根据医嘱调节氧流量	4		

续表

项目		考核内容	标准分	得分	备注
操作过程（73分）	湿润鼻导管	将鼻导管前端放入小药杯冷开水中，检查及湿润鼻导管，有气泡逸出即表示吸氧导管通畅	4		
	插管	将鼻导管轻轻插入双侧鼻孔	3		
		将导管环绕患者耳部向下放置并调节松紧度	3		
	记录巡视	洗手，记录用氧时间、氧流量及患者反应，签名	2		
		将用氧记录单、四防卡挂于适当处	4		
		向患者及家属交代用氧注意事项	4		
		加强巡视，观察用氧效果、氧气装置是否通畅或漏气、湿化瓶内水量，有无氧疗不良反应等（口述）	4		
	停止用氧	核对患者的床号、姓名、医嘱，解释停氧原因	2		
		取下鼻导管	2		
		关闭总开关，放尽流量表内余气后，再关闭流量表开关	2		
		协助患者取舒适卧位，检查鼻腔黏膜情况	2		
	卸表	取下鼻导管、通气导管与湿化瓶	2		
		扳手逆时针松开氧气表上的螺口，再用手旋开氧气筒与氧气表连接处，卸下氧气表，置于治疗车下层	2		
		将氧气筒推至指定地点，根据氧气筒内压力挂"满"或"空"标志	2		
操作后处理（3分）	整理床单位，用物分类处理		2		
	洗手，脱口罩，记录停氧时间及用氧效果		1		
综合评价（5分）	操作质量	操作规范、熟练，动作轻柔	2		
		患者缺氧症状改善，用氧安全，未发生呼吸道损伤等	1		
	人文关怀	护患沟通良好，体现人文关怀	2		

✎ 反思日记

（吴　倩　唐　楠）

实训 25　中心供氧吸氧法

实训目标

知识目标　掌握中心供氧吸氧法操作要领及注意事项。

能力目标　能正确实施中心供氧吸氧法护理操作。

素质目标　具有严谨规范的工作意识,在操作中展现良好的护患沟通的能力、爱伤意识。

【案例导入】

呼吸科患者胡先生,48 岁。因慢性支气管炎急性发作入院,在输入生理氯化钠溶液500ml 加青霉素 800 万单位过程中,患者突然出现气急、咳嗽、咳粉红色泡沫痰。医嘱:吸氧。任务:遵医嘱为患者吸氧。

思考:1. 该患者可能发生了何种情况?

2. 为该患者吸氧有哪些操作要点?

3. 实施中心供氧吸氧法有哪些操作步骤?

【实训要点】

1. 患者输液后出现了咳粉红色泡沫痰,根据患者表现,提示其出现了急性肺水肿,需立即配合医师及时抢救。

2. 针对急性肺水肿,护士应给予高浓度、高流量氧气吸入,以减少肺泡内毛细血管渗出液的产生;并注意湿化瓶内应盛装 20%～30% 乙醇,以降低肺泡内泡沫的表面张力,改善气体交换,纠正缺氧症状内。

3. 吸氧过程中,注意观察用氧效果,预防氧中毒的发生。

【理论回顾】

1. 急性肺水肿的护理措施

(1)严格控制输液速度和输液量,尤其是心、肺功能疾患及老年、婴幼儿患者。

(2)出现肺水肿症状时,应立即停止输液,通知医师进行紧急处理。

(3)协助患者取端坐位,双下肢下垂,以减少回心血量,减轻心脏负担。

(4)高浓度给氧,一般氧流量控制在 6～8L/min,可使肺泡内压力增高,减少肺泡内毛细血管渗出液的产生;同时给予 20%～30% 乙醇湿化后的氧气。因乙醇能降低肺泡泡沫表面的张力，使泡沫破裂消散，从而改善肺部气体交换，减轻缺氧症状。

（5）必要时用止血带或血压计袖带进行四肢轮流结扎，以阻断静脉血流。5～10分钟放松一侧肢体的止血带，以减少回心血量，症状缓解后逐步解除止血带。非贫血患者，还可进行静脉放血200～300ml，以减轻心脏负担。

（6）遵医嘱给予强心剂和扩血管、利尿等药物，以舒张外周血管，加速体液排出，减轻心脏负担。

（7）预防：对婴儿、老年人及有心肺疾患的患者要严格控制滴速和输液量。在输液过程中要密切注意病情观察、加强巡视，及早发现问题。

2.氧疗监护

（1）缺氧症状　患者由烦躁不安变为安静、心率变慢、血压上升、呼吸平稳、皮肤红润温暖、发绀消失，说明缺氧症状改善。

（2）实验室检查　实验室检查指标可作为氧疗监护的客观指标。主要观察氧疗后 PaO_2（正常值10.6～13.3kPa或80～100mmHg）、$PaCO_2$（正常值4.7～5.3kPa或35～40mmHg）、SaO_2（正常值≥95%）等。

（3）氧气装置　有无漏气，管道是否通畅。

（4）氧疗的副作用　当氧浓度高于60%、持续时间超过24小时，可出现氧疗副作用。常见副作用有氧中毒、肺不张、呼吸道分泌物干燥、晶状体后纤维组织增生、呼吸抑制等。

【实训用物】

治疗盘内备：湿化瓶内盛1/3～1/2满的20%～30%乙醇、小药杯（内盛冷开水）、纱布、弯盘、鼻氧管、棉签。

治疗盘外备：中心供氧装置、流量表、用氧记录单、笔、速干手消毒剂、手电筒、四防卡等。

治疗车下层：医疗垃圾桶、生活垃圾桶。

【实训流程】

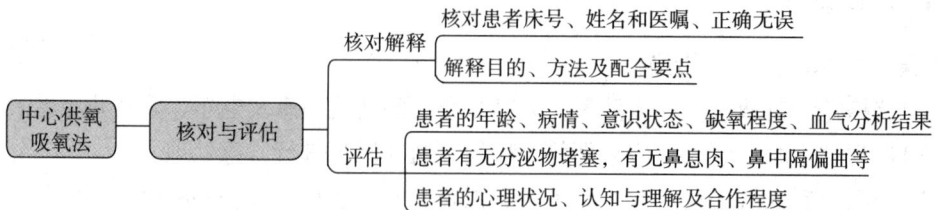

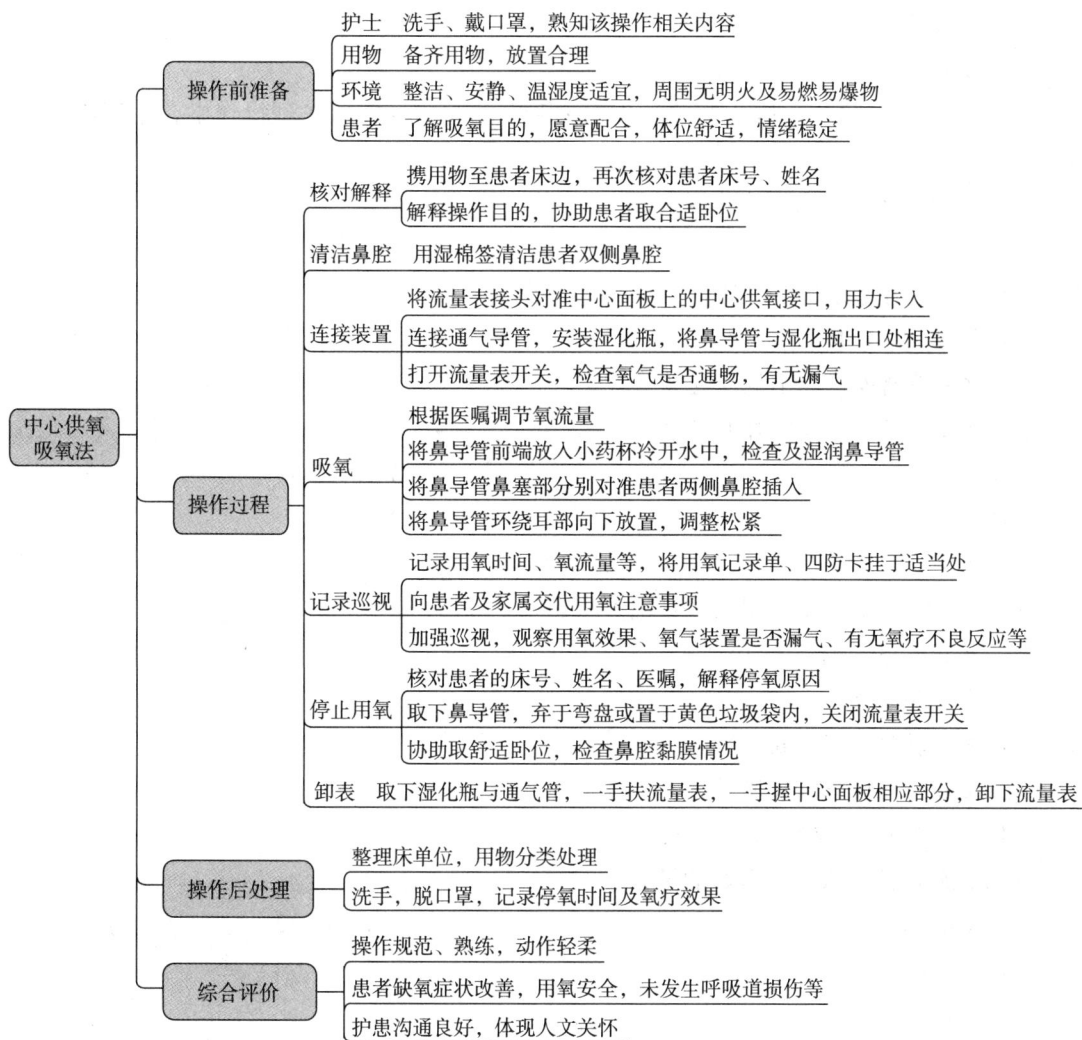

中心供氧吸氧法

操作前准备
- 护士　洗手、戴口罩，熟知该操作相关内容
- 用物　备齐用物，放置合理
- 环境　整洁、安静、温湿度适宜，周围无明火及易燃易爆物
- 患者　了解吸氧目的，愿意配合，体位舒适，情绪稳定

操作过程
- 核对解释
  - 携用物至患者床边，再次核对患者床号、姓名
  - 解释操作目的，协助患者取合适卧位
- 清洁鼻腔　用湿棉签清洁患者双侧鼻腔
- 连接装置
  - 将流量表接头对准中心面板上的中心供氧接口，用力卡入
  - 连接通气导管，安装湿化瓶，将鼻导管与湿化瓶出口处相连
  - 打开流量表开关，检查氧气是否通畅，有无漏气
- 吸氧
  - 根据医嘱调节氧流量
  - 将鼻导管前端放入小药杯冷开水中，检查及湿润鼻导管
  - 将鼻导管鼻塞部分别对准患者两侧鼻腔插入
  - 将鼻导管环绕耳部向下放置，调整松紧
- 记录巡视
  - 记录用氧时间、氧流量等，将用氧记录单、四防卡挂于适当处
  - 向患者及家属交代用氧注意事项
  - 加强巡视，观察用氧效果、氧气装置是否漏气、有无氧疗不良反应等
- 停止用氧
  - 核对患者的床号、姓名、医嘱，解释停氧原因
  - 取下鼻导管，弃于弯盘或置于黄色垃圾袋内，关闭流量表开关
  - 协助取舒适卧位，检查鼻腔黏膜情况
- 卸表　取下湿化瓶与通气管，一手扶流量表，一手握中心面板相应部分，卸下流量表

操作后处理
- 整理床单位，用物分类处理
- 洗手，脱口罩，记录停氧时间及氧疗效果

综合评价
- 操作规范、熟练，动作轻柔
- 患者缺氧症状改善，用氧安全，未发生呼吸道损伤等
- 护患沟通良好，体现人文关怀

【注意事项】

同氧气筒吸氧法注意事项的 1～5。

【健康宣教】

向患者及家属解释氧疗的重要性；指导正确使用氧疗的方法及注意事项，包括不随意调节氧流量及防火、防油、防热、防震等重要内容；积极宣传呼吸道病的预防保健知识。

【巩固提升】

参考答案

1.鼻导管给氧法，合适的润滑液是（　　）

　A.凡士林　　　　　　　　　　　　　　　　B.肥皂液

C. 30%乙醇   D.液状石蜡

E.冷开水

2.患者，男，58岁。因心绞痛发作需要吸氧治疗。在吸氧护理操作中，不正确的方法是（　）

A.告诉患者及家属吸氧时禁止吸烟

B.用湿棉签清洁鼻孔

C.插入鼻导管后调节氧流量

D.记录用氧时间

E.告知患者及家属不能随意调节氧流量

3.润滑氧气鼻导管应选用（　　　）

A.乙醇   B.液状石蜡

C.凡士林   D.清水

E.肥皂水

4.用氧过程中调整氧流量时的正确方法是（　　　）

A.拔出鼻导管调节流量

B.直接调节流量

C.分离鼻导管调节流量

D.更换粗导管并加大流量

E.更换双侧鼻导管并加大流量

5.湿化瓶内注入灭菌蒸馏水的量为（　　　）

A. 1/4～1/3   B. 1/3～1/2

C. 1/2～2/3   D. 2/3～3/4

E. 1/2～3/4

【操作视频】

中心供氧吸氧法

【考核标准】

中心供氧吸氧法

项目	考核内容	分值	得分	备注
素质要求（5分）	衣帽整洁，举止得体，态度和善	5		

续表

项目		考核内容	分值	得分	备注
核对与评估 （12分）	核对解释	核对患者床号、姓名和医嘱，正确无误	2		
		解释目的、方法及配合要点	2		
	评估	患者的年龄、病情、意识状态、缺氧程度、血气分析结果	3		
		患者有无分泌物堵塞，有无鼻息肉、鼻中隔偏曲等	3		
		患者的心理状态、认知与理解合作程度	2		
操作前准备 （10分）	护士准备	洗手、戴口罩，熟知该操作相关内容	2		
	用物准备	备齐用物，放置合理	3		
	环境准备	整洁、安静、温湿度适宜，周围无明火及易燃易爆物	3		
	患者准备	了解吸氧目的，愿意配合，体位舒适，情绪稳定	2		
操作过程 （62分）	核对解释	携用物至患者床边，再次核对患者床号、姓名	2		
		解释操作目的，协助患者取合适卧位	2		
	清洁鼻腔	用湿棉签清洁患者双侧鼻腔	4		
	连接装置	将流量表接头对准中心面板上的中心供氧接口，用力卡入	4		
		连接通气导管，安装湿化瓶	4		
		将鼻导管与湿化瓶出口处相连接	4		
		打开流量表开关，检查氧气是否通畅，有无漏气	4		
	吸氧	根据医嘱调节氧流量	4		
		将鼻导管前端放入小药杯冷开水中，检查及湿润鼻导管	4		
		将鼻导管鼻塞部分别对准患者两侧鼻腔插入	4		
		将鼻导管环绕耳部向下放置，调整松紧	4		
	记录巡视	记录用氧时间、氧流量及患者反应，签名	4		
		用氧记录单、四防卡挂于适当处	4		
		加强巡视，观察用氧效果、氧气装置是否通畅或漏气、湿化瓶内水量，有无氧疗不良反应等	4		
	停止用氧	核对患者的床号、姓名、医嘱，解释停氧原因	2		
		取下鼻导管，弃于弯盘或直接置于黄色垃圾袋内	2		
		关闭流量表开关，协助患者取舒适卧位，检查鼻腔黏膜情况	2		
	整理记录	取下湿化瓶与通气管	2		
		一手扶住流量表，一手握住中心面板上的相应部位，卸下流量表	2		
操作后处理 （4分）		整理床单位，用物分类处理	2		
		洗手，脱口罩，记录停氧时间及氧疗效果	2		
综合评价 （7分）	操作质量	程序正确，操作熟练，动作轻柔	2		
		患者缺氧症状改善，用氧安全，未发生呼吸道损伤等	2		
	人文关怀	护患沟通良好，体现人文关怀	3		

☞ **知识窗**

COPD患者的长期家庭氧疗

长期家庭氧疗是用于慢性阻塞性肺疾病（COPD）患者的重要治疗方法，旨在改善其生活质量并延长寿命。COPD患者由于气道阻塞和肺功能受损，常常会出现持续的低氧血症。长期缺氧不仅会导致呼吸困难、疲劳和精神状态不佳，还可能引发更严重的心血管并发症，如肺动脉高压和右心衰竭。长期家庭氧疗通过持续低流量氧气的供应，帮助患者维持正常的血氧水平，从而减轻症状、减少并发症的发生，并提高整体健康状况。

长期家庭氧疗的指征为：①$PaO_2 \leq 55mmHg$ 或血氧饱和度（SaO_2）$\leq 88\%$，有或没有高碳酸血症；②PaO_2 55～60mmHg，或$SaO_2 < 89\%$，并有肺动脉高压、心力衰竭所致水肿或红细胞增多症。一般用鼻导管吸氧，氧流量为1～2L/min，吸氧时间大于15h/d。目的是使患者在静息状态下，达到$PaO_2 \geq 60mmHg$ 和（或）SaO_2升至90%以上。有研究表明，较长时间的氧疗（每天18小时或更多）能进一步改善预后。在家庭氧疗的过程中，患者及其家属要能正确使用氧疗设备并监测氧疗效果，如了解如何调整氧气流量、设备的日常维护以及识别和应对潜在的紧急情况。定期的随访和评估也是至关重要的，医护人员需要根据患者的病情变化调整治疗方案，确保氧疗的最佳效果。

长期家庭氧疗不仅仅是单纯的氧气补充，更是综合管理的一部分。患者还应积极配合其他治疗措施，如戒烟、肺康复、合理用药和健康生活方式的建立。只有通过综合治疗和长期管理，才能最大程度地提高COPD患者的生活质量，减轻疾病负担。

✎ **反思日记**

（吴　倩　朱素文）

实训26　超声雾化吸入法

实训目标

知识目标　掌握超声雾化吸入法操作要领及注意事项。

能力目标　能正确实施超声雾化吸入法护理操作。

素质目标　具有严谨规范的工作意识，在操作中展现良好的护患沟通的能力、爱伤意识。

【案例导入】

呼吸科患者马先生，67岁，慢性支气管炎6年，近几日淋雨后咳嗽加剧、痰液较多，医嘱给予生理氯化钠溶液30ml+地塞米松5mg超声雾化吸入治疗，bid。任务：遵医嘱为患者实施雾化。

思考：1.选用该药物雾化吸入的作用是什么？

2.为该患者雾化给药有哪些操作要点？

3.为保证用药效果应如何开展健康指导？

【实训要点】

1.雾化吸入过程需要患者配合用嘴吸气、鼻呼气，操作前应耐心解释指导，教会患者正确有效的呼吸方法，以保证疗效。

2.雾化吸入过程中注意观察，若患者出现不适，可暂停片刻，待恢复后继续吸入。

3.地塞米松为激素类药物，雾化吸入后协助患者漱口、洗脸。

【理论回顾】

雾化吸入法是应用雾化装置将药液分散成细小的雾滴，经鼻或口吸入呼吸道达到预防和治疗疾病的目的。吸入药物除了对呼吸道局部产生作用外，还可通过肺组织吸收而产生全身性疗效。雾化吸入用药具有奏效较快、药物用量较小、不良反应较轻的优点，临床应用广泛。常用的雾化吸入法有超声波雾化吸入法、氧气雾化吸入法和手压式雾化器雾化吸入法。

超声波雾化吸入法是应用超声波声能将药液变成细微的气雾，再由呼吸道吸入，以预防和治疗呼吸道疾病的方法。超声波雾化吸入的特点为雾量大小可以调节；雾滴小而均匀

（直径＜5μm）；患者感觉温暖舒适（雾化器电子部分产热，对雾化液起轻度加温的作用）；治疗效果好（药液可被吸入终末细支气管和肺泡）。

1.超声波雾化吸入器构造

（1）超声波发生器　通电后可输出高频电能，其面板上有电源和雾量调节开关，指示灯及定时器。

（2）水槽与晶体换能器　水槽内盛冷蒸馏水，其底部有一晶体换能器，接收发生器输出的高频电能，并将其转化为超声波声能。

（3）雾化罐与透声膜　雾化罐盛药液，其底部为一半透明的透声膜，声能可透过此膜与罐内药液作用，产生雾滴喷出。

（4）螺纹管和口嘴（或面罩）。

2.超声波雾化吸入器作用原理　超声波发生器通电后输出的高频电能通过水槽底部晶体换能器转换为超声波声能，声能振动并透过雾化罐底部的透声膜作用于罐内的药液，使药液表面张力破坏而成为细微雾滴，通过导管在患者深吸气时进入呼吸道。

3.雾化吸入目的

（1）湿化气道　常用于呼吸道湿化不足、痰液黏稠、气道不畅者，也可作为气管切开术后常规治疗手段。

（2）控制感染　消除炎症，控制呼吸道感染。常用于咽喉炎、支气管扩张、肺炎、肺脓肿、肺结核等患者。

（3）改善通气　解除支气管痉挛，保持呼吸道通畅。常用于支气管哮喘等患者。

（4）祛痰镇咳　减轻呼吸道黏膜水肿，稀释痰液，帮助祛痰。

4.常用吸入药物

（1）抗生素　庆大霉素、卡那霉素，可控制呼吸道感染、消除炎症。

（2）祛痰药　α-糜蛋白酶、乙酰半胱氨酸（痰易净），可稀释痰液、帮助祛痰。

（3）平喘药　氨茶碱、沙丁胺醇，可使支气管扩张、解除支气管痉挛。

（4）糖皮质激素　地塞米松，与抗生素同用，增加抗炎效果，减轻呼吸道黏膜水肿。

【实训用物】

治疗车上层：超声雾化吸入器、水温计、冷蒸馏水、雾化药液（根据医嘱准备）、生理氯化钠溶液、20ml或50ml注射器、治疗巾、弯盘、速干手消毒液等。

治疗车下层：医疗垃圾桶、生活垃圾桶、锐器盒。

【实训流程】

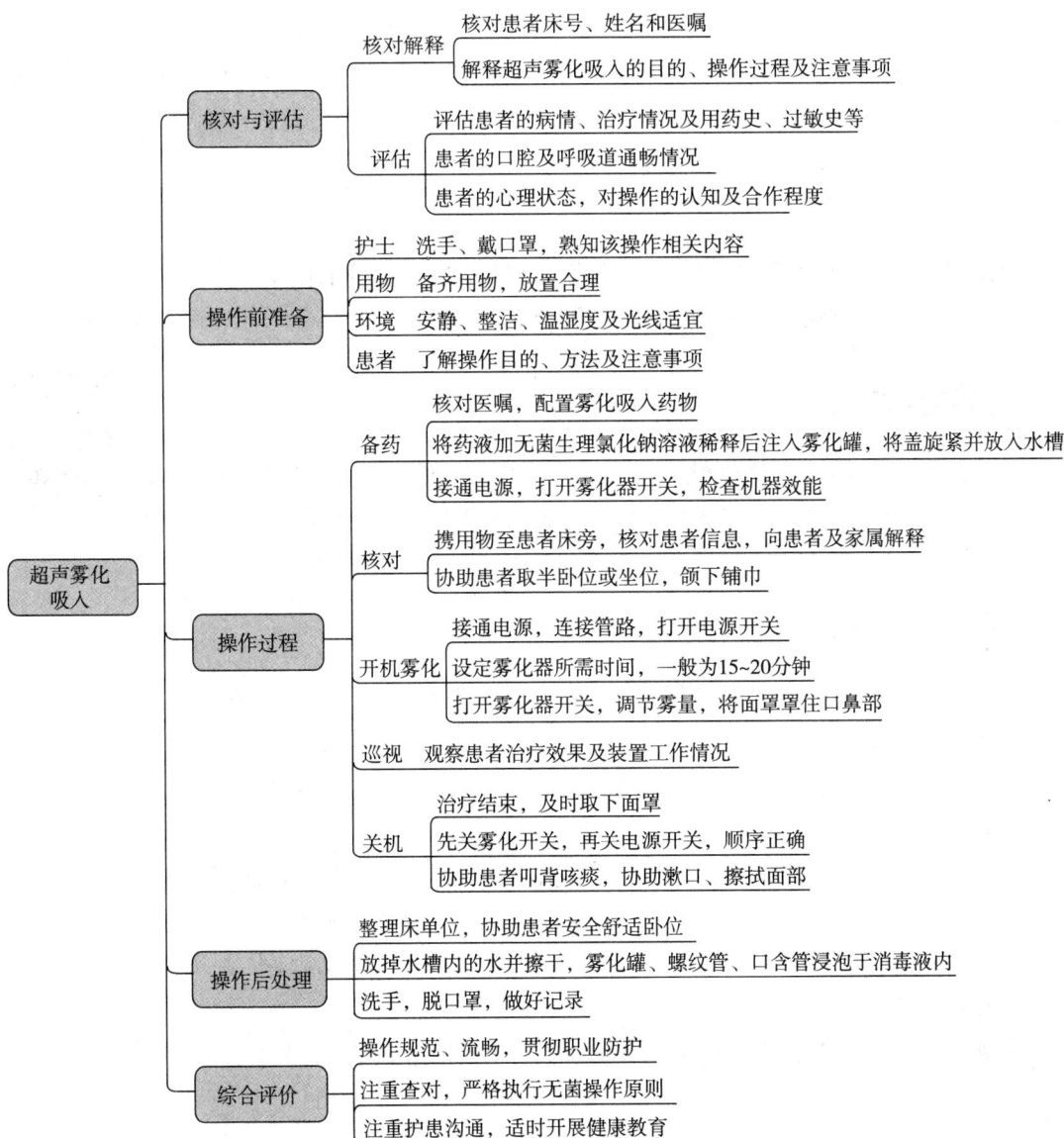

超声雾化吸入

- **核对与评估**
  - 核对解释
    - 核对患者床号、姓名和医嘱
    - 解释超声雾化吸入的目的、操作过程及注意事项
  - 评估
    - 评估患者的病情、治疗情况及用药史、过敏史等
    - 患者的口腔及呼吸道通畅情况
    - 患者的心理状态，对操作的认知及合作程度
- **操作前准备**
  - 护士　洗手、戴口罩，熟知该操作相关内容
  - 用物　备齐用物，放置合理
  - 环境　安静、整洁、温湿度及光线适宜
  - 患者　了解操作目的、方法及注意事项
- **操作过程**
  - 备药
    - 核对医嘱，配置雾化吸入药物
    - 将药液加无菌生理氯化钠溶液稀释后注入雾化罐，将盖旋紧并放入水槽
    - 接通电源，打开雾化器开关，检查机器效能
  - 核对
    - 携用物至患者床旁，核对患者信息，向患者及家属解释
    - 协助患者取半卧位或坐位，颌下铺巾
  - 开机雾化
    - 接通电源，连接管路，打开电源开关
    - 设定雾化器所需时间，一般为15~20分钟
    - 打开雾化器开关，调节雾量，将面罩罩住口鼻部
  - 巡视　观察患者治疗效果及装置工作情况
  - 关机
    - 治疗结束，及时取下面罩
    - 先关雾化开关，再关电源开关，顺序正确
    - 协助患者叩背咳痰，协助漱口、擦拭面部
- **操作后处理**
  - 整理床单位，协助患者安全舒适卧位
  - 放掉水槽内的水并擦干，雾化罐、螺纹管、口含管浸泡于消毒液内
  - 洗手，脱口罩，做好记录
- **综合评价**
  - 操作规范、流畅，贯彻职业防护
  - 注重查对，严格执行无菌操作原则
  - 注重护患沟通，适时开展健康教育

【注意事项】

1.目前临床使用的超声波雾化吸入器的型号有多种，使用时要严格执行使用说明。

2.治疗前检查机器各部件，确保性能良好、连接正确，机器各部件的型号要一致。

3.水槽底部晶体换能器和雾化罐底部的透声膜薄而脆，安放动作轻稳，以免破损。

4.水槽和雾化罐内切忌加温水或开水，连续使用时注意测量水温，水温超出60℃时应换冷蒸馏水。

5.治疗过程中需要加药液时，不必关机，直接从盖上小孔内添加药液即可；若要加水入水槽，必须关机操作。

6.操作过程中注意观察患者有无不适，若痰液不易咳出，应予以拍背协助痰液排出。

7.操作过程中观察机器运转有无异常等，连续使用时，应间隔30分钟，以免过热损坏机器。

【健康宣教】

1.向患者介绍超声波雾化吸入器的作用原理并教会其正确的使用方法。
2.教给患者深呼吸的方法及用深呼吸配合雾化的方法。

【巩固提升】

参考答案

1.患者，男，67岁，患慢性支气管炎，近几天咳嗽加剧，痰液黏稠，不易咳出，给予超声雾化治疗。雾化吸入治疗结束后，不需消毒的物品是（　　）

 A.雾化罐　　　　　　　　　　　　B.水槽

 C.螺纹管　　　　　　　　　　　　D.口含嘴

 E.面罩

2.在超声波雾化器工作原理中，将电能转换为超声波声能的装置是（　　）

 A.超声波发生器　　　　　　　　　B.雾化罐透声膜

 C.雾化罐过滤器　　　　　　　　　D.晶体换能器

 E.电子管

3.超声波雾化治疗结束后，先关雾化开关再关电源开关，是防止损坏（　　）

 A.电晶片　　　　　　　　　　　　B.透声膜

 C.电子管　　　　　　　　　　　　D.雾化罐

 E.晶体管

4.超声雾化吸入时，应关机调换冷蒸馏水的水槽中水温是（　　）

 A.＞30°　　　　　　　　　　　　B.＞40°

 C.＞50°　　　　　　　　　　　　D.＞60°

 E.＞70°

5.在使用超声雾化吸入治疗中，下述错误的是（　　）

 A.使用前检查机器性能　　　　　　B.机器和雾化罐型号要一致

 C.晶体换能器和透声膜应轻按　　　D.水槽和雾化罐中应加温水

 E.需连续使用时，应间隔30分钟

【考核标准】

超声雾化吸入

项目		考核内容	分值	得分	备注
素质要求（5分）		衣帽整洁，举止得体，态度和善	5		
核对与评估（10分）	核对解释	核对患者床号、姓名和医嘱，正确无误	2		
		解释超声雾化吸入的目的、操作过程及注意事项	2		
	评估	患者的病情、治疗情况及用药史、过敏史等	2		
		患者的口腔及呼吸道通畅情况	2		
		患者的心理状态、对操作的认知及合作程度	2		
操作前准备（8分）	护士准备	洗手，戴口罩	2		
	用物准备	备齐用物，放置合理	2		
	环境准备	安静、整洁、温湿度及光线适宜	2		
	患者准备	了解操作目的、方法及注意事项	2		
操作过程（56分）	备药	核对医嘱，配置雾化吸入药物	4		
		将药液加无菌生理氯化钠溶液稀释至30～50ml注入雾化罐，将盖旋紧并放入水槽	5		
		接通电源，打开雾化器开关，检查机器效能	4		
	核对	携用物至患者床旁，核对患者信息，向患者及家属解释	5		
		协助患者取半卧位或坐位，颌下铺治疗巾	5		
	开机雾化	接通电源，连接管路，打开电源开关	4		
		设定雾化器所需时间，一般为15～20分钟	5		
		打开雾化器开关，调节雾量，面罩罩住口鼻部	5		
	巡视	观察患者治疗效果及装置工作情况	4		
	关机	治疗结束，及时取下面罩	5		
		先关雾化开关，再关电源开关，顺序正确	5		
		协助患者叩背咳痰，协助漱口，擦拭面部	5		
操作后处理（12分）		整理床单位，协助患者安全舒适卧位	5		
		用物分类处理，放掉水槽内的水并擦干，雾化罐、螺纹管、口含管浸泡于消毒液内	5		
		洗手，脱口罩，做好记录	2		
综合评价（9分）	操作质量	程序正确，动作规范，操作熟练	3		
		患者配合良好，症状减轻，感觉舒适	2		
	人文关怀	注重护患沟通，注重人文关怀	4		

☞ **知识窗**

干细胞外泌体雾化吸入

　　干细胞外泌体雾化吸入是一种新兴的治疗方法，通过将干细胞分泌的外泌体制备成气雾状进行吸入，以达到治疗目的。外泌体是由细胞分泌的小囊泡，内含丰富的蛋白质、脂质和核酸，在肺部疾病治疗中，外泌体凭借其强大的免疫调节能力和组织修复功能，展现出巨大的潜力。雾化吸入技术可以将这些外泌体直接送达呼吸道和肺部，它们可以通过改变细胞外基质，调节受体细胞的转录组和蛋白质组，从而影响细胞的凋亡、生长、增殖和分化。在肺部炎症、纤维化和损伤修复等方面，干细胞外泌体均显示出了积极的治疗效果。尤其适用于慢性阻塞性肺疾病（COPD）、哮喘、肺纤维化等呼吸系统疾病的治疗。通过雾化吸入，外泌体可以更高效地被肺组织吸收，发挥其修复和再生作用，减轻炎症反应，改善气道功能。

　　目前，干细胞外泌体雾化吸入在临床研究阶段，已有初步研究显示其在减少肺部炎症、改善肺功能和提高生活质量方面具有显著效果。然而，作为一种新兴疗法，还需进一步研究以确认其长期安全性和有效性。总体而言，干细胞外泌体雾化吸入为呼吸系统疾病提供了一种前景广阔的治疗手段，有望成为未来个性化医疗的重要组成部分。

✎ **反思日记**

（吴　倩　陈秋蕾）

实训 27　吸痰法

实训目标

知识目标　掌握吸痰法操作要领及注意事项。

能力目标　能正确实施吸痰法护理操作。

素质目标　具有严谨规范的工作意识，在操作中展现良好的护患沟通的能力、爱伤意识。

【案例导入】

肿瘤科患者王奶奶，70 岁，神志清楚，生命体征平稳，癌症晚期，既往有慢性支气管炎，身体虚弱。昨天出现咳嗽、咳痰现象，痰液较多。医嘱：吸痰 prn。任务：遵医嘱为患者吸痰。

思考：1.如果不及时吸出痰液可能产生什么后果？

2.为患者吸痰有哪些关键步骤？

3.吸痰时有哪些注意事项？

【实训要点】

1.患者为老年癌症患者，身体虚弱无力，合并慢性支气管炎，呼吸道内痰液较多且不易自行咳出。为避免痰液堵塞呼吸道，应及时为患者吸出气道内的痰液，以保持患者呼吸道通畅。

2.吸痰过程中应遵守无菌操作原则。

3.因痰液堵塞气道，患者会有不同程度的缺氧表现，在操作中要注意观察，并在吸痰前后给予吸氧。

【理论回顾】

1.**吸痰目的**　吸痰法指经口、鼻腔、人工气道将呼吸道的分泌物吸出，以保持呼吸道通畅，预防吸入性肺炎、肺不张、窒息等并发症的一种方法。临床上主要用于年老体弱、危重、昏迷、麻醉未清醒前等各种原因引起的不能有效咳嗽、排痰者。

2.**吸痰装置及原理**

（1）吸痰装置包括中心吸引器（中心负压装置）、电动吸引器两种，利用负压吸引原理，连接导管吸出痰液。医院设有中心负压装置，吸引器管道连接到各病室床单位，使用时只需连接吸痰导管，开启开关，即可吸痰，十分便利。

（2）电动吸引器由马达、偏心轮、气体过滤器、负压表、安全瓶、贮液瓶组成，安全瓶和贮液瓶可贮液1000ml，瓶塞上有两个玻璃管，并通过橡胶管相互连接。接通电源后马达带动偏心轮，从吸气孔吸出瓶内空气，并由排气孔排出，不断循环转动，使瓶内产生负压，将痰液吸出。

（3）在紧急状态下，可用注射器吸痰和口对口吸痰。前者用50~100ml注射器连接导管进行抽吸，后者由操作者托起患者下颌，使其头后仰并捏住患者鼻孔，口对口吸出呼吸道分泌物，解除呼吸道梗阻症状。

3.临床应用　吸痰法主要用于危重、昏迷、年老及全身麻醉后等因咳嗽无力、咳嗽反射迟钝或会厌功能不全而导致痰液不能有效咳出者，或可能将呕吐物误入气道者；为防止患者发生吸入性肺炎、呼吸困难、发绀甚至窒息，必须及时吸出呼吸道的分泌物，保持呼吸道通畅。

4.操作要点

（1）负压调节　一般成年人300~400mmHg（40.0~53.3kPa）；小儿按年龄调节，新生儿不超出100mmHg（13.3kPa）；婴幼儿100~200mmHg（13.3~26.6kPa）；儿童不超出300mmHg（39.9kPa）。

（2）插管深度　清醒患者至有刺激性咳嗽再向上提拉2cm开始吸痰，昏迷患者至气管插管或内套管下方2~3cm开始吸痰。

（3）吸痰手法　为了避免负压吸伤黏膜，吸痰时动作要轻柔、迅速，从深部向上提拉，左右旋转，吸尽痰液。

【实训用物】

治疗盘内备：有盖罐2个（试吸罐和冲洗罐，内盛无菌生理氯化钠溶液）、一次性无菌吸痰管数根、无菌纱布、无菌血管钳或镊子、无菌手套、弯盘。

治疗盘外备：电动吸引器或中心吸引器。必要时备压舌板、张口器、舌钳、电插板等。

【实训流程】

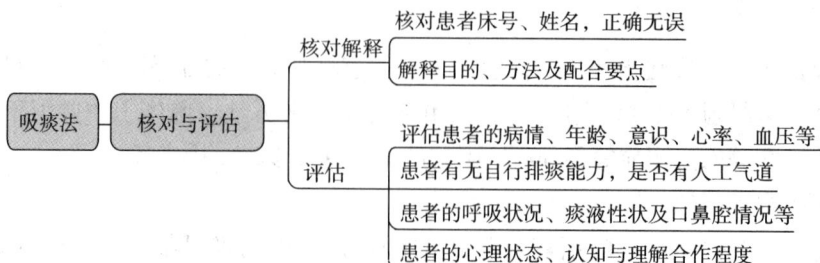

吸痰法 — 核对与评估

核对解释
- 核对患者床号、姓名，正确无误
- 解释目的、方法及配合要点

评估
- 评估患者的病情、年龄、意识、心率、血压等
- 患者有无自行排痰能力，是否有人工气道
- 患者的呼吸状况、痰液性状及口鼻腔情况等
- 患者的心理状态、认知与理解合作程度

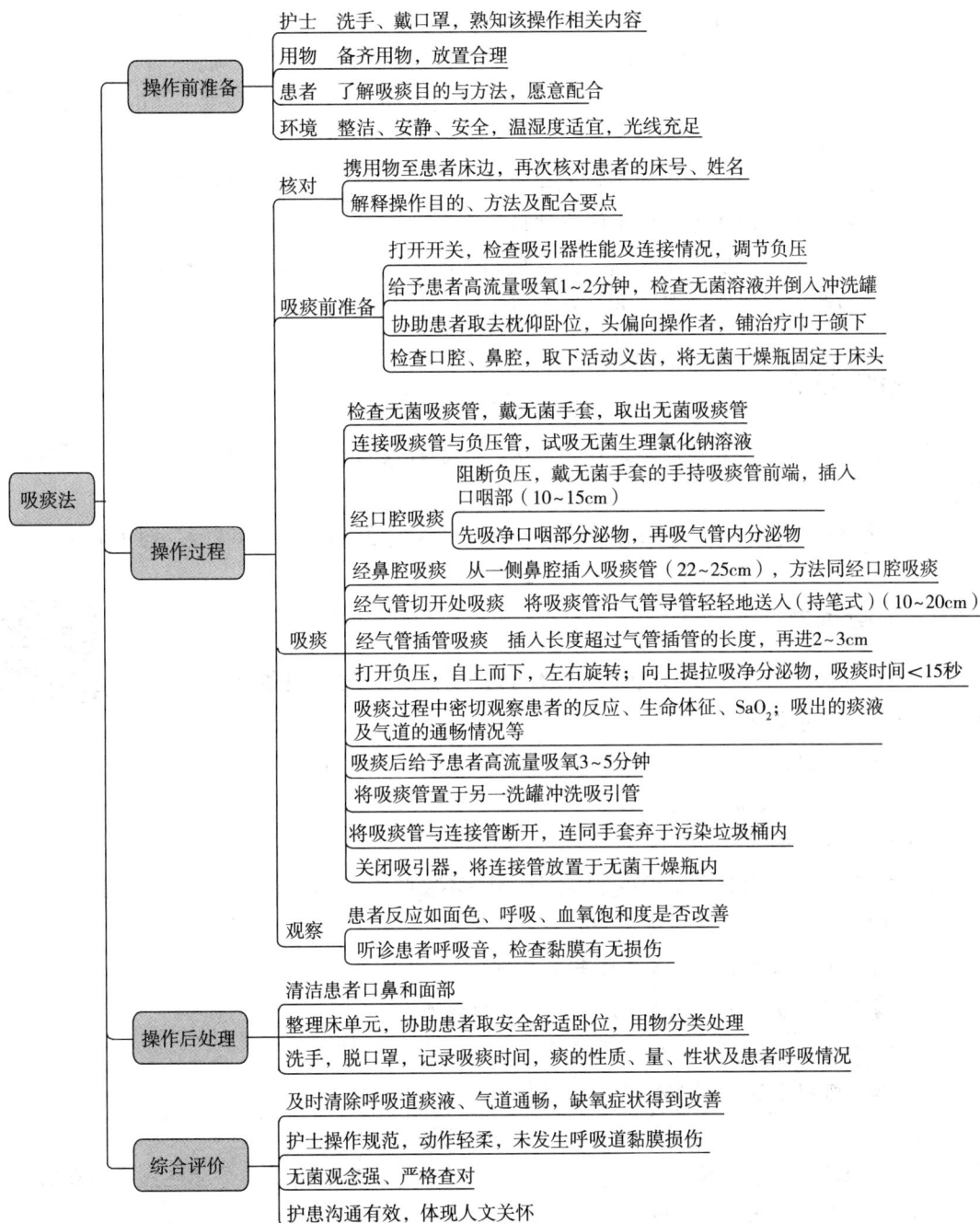

吸痰法
- 操作前准备
  - 护士　洗手、戴口罩，熟知该操作相关内容
  - 用物　备齐用物，放置合理
  - 患者　了解吸痰目的与方法，愿意配合
  - 环境　整洁、安静、安全，温湿度适宜，光线充足
- 操作过程
  - 核对
    - 携用物至患者床边，再次核对患者的床号、姓名
    - 解释操作目的、方法及配合要点
  - 吸痰前准备
    - 打开开关，检查吸引器性能及连接情况，调节负压
    - 给予患者高流量吸氧1~2分钟，检查无菌溶液并倒入冲洗罐
    - 协助患者取去枕仰卧位，头偏向操作者，铺治疗巾于颌下
    - 检查口腔、鼻腔，取下活动义齿，将无菌干燥瓶固定于床头
  - 吸痰
    - 检查无菌吸痰管，戴无菌手套，取出无菌吸痰管
    - 连接吸痰管与负压管，试吸无菌生理氯化钠溶液
    - 经口腔吸痰
      - 阻断负压，戴无菌手套的手持吸痰管前端，插入口咽部（10~15cm）
      - 先吸净口咽部分泌物，再吸气管内分泌物
    - 经鼻腔吸痰　从一侧鼻腔插入吸痰管（22~25cm），方法同经口腔吸痰
    - 经气管切开处吸痰　将吸痰管沿气管导管轻轻地送入（持笔式）（10~20cm）
    - 经气管插管吸痰　插入长度超过气管插管的长度，再进2~3cm
    - 打开负压，自上而下，左右旋转；向上提拉吸净分泌物，吸痰时间<15秒
    - 吸痰过程中密切观察患者的反应、生命体征、SaO_2；吸出的痰液及气道的通畅情况等
    - 吸痰后给予患者高流量吸氧3~5分钟
    - 将吸痰管置于另一洗罐冲洗吸引管
    - 将吸痰管与连接管断开，连同手套弃于污染垃圾桶内
    - 关闭吸引器，将连接管放置于无菌干燥瓶内
  - 观察
    - 患者反应如面色、呼吸、血氧饱和度是否改善
    - 听诊患者呼吸音，检查黏膜有无损伤
- 操作后处理
  - 清洁患者口鼻和面部
  - 整理床单元，协助患者取安全舒适卧位，用物分类处理
  - 洗手，脱口罩，记录吸痰时间，痰的性质、量、性状及患者呼吸情况
- 综合评价
  - 及时清除呼吸道痰液、气道通畅，缺氧症状得到改善
  - 护士操作规范，动作轻柔，未发生呼吸道黏膜损伤
  - 无菌观念强、严格查对
  - 护患沟通有效，体现人文关怀

【注意事项】

1.严格执行无菌操作，每次吸痰应更换吸痰管，人工气道患者应加强口腔护理。

2.每次吸痰时间<15秒，连续吸引总时间不超过3分钟；痰未吸尽时，间隔3~5分钟再抽吸，以免连续吸引时间过长而影响患者的呼吸，造成缺氧。

3.吸痰动作轻稳，防止呼吸道黏膜损伤。

4.痰液黏稠时，可配合叩击，蒸汽吸入、雾化吸入，提高吸痰效果。

5.密切观察病情，如果患者在吸痰时，临床上有明显的血氧饱和度下降的问题，建议吸痰前提高氧浓度。

6.保证患者的吸痰安全。按规定调整吸痰负压，零负压插管，注意左右旋转、上下提拉，动作规范，以防损伤患者吸痰部位黏膜。

7.保护吸引器的机器免于受损。储液瓶内的液体应及时倾倒，一般不超出瓶体的2/3；吸引管和储液瓶每天更换消毒；吸出的痰液按规定消毒后再倾倒。

【健康宣教】

1.教会清醒患者吸痰时正确配合的方法，向患者及患者家属讲解呼吸道疾病的预防保健知识。

2.指导患者呼吸道有分泌物时应及时吸出，确保气道通畅，改善呼吸，纠正缺氧。

【巩固提升】

参考答案

1.患者，男，43岁。颅脑损伤，呼吸功能严重受损，患者痰多而不易咳出。给此患者吸痰时应调节负压为（   ）

    A. < 13.3kPa　　　　　　　　　　B. 13.3 ~ 26.6kPa

    C. 26.6 ~ 39.9kPa　　　　　　　　B. 40.0 ~ 53.3kPa

    E. > 54.0kPa

2.护士给患者吸痰时，发现患者痰液黏稠，不易吸出，下列措施中不妥的是（   ）

    A.叩拍胸背部，以振动痰液

    B.给患者作超声雾化吸入，以稀释痰液

    C.缓慢滴入少量生理氯化钠溶液，以稀释痰液

    D.缓慢滴入化痰药物，以稀释痰液

    E.加大吸引负压，以吸尽痰液

3.下列吸痰前检查电动吸引器的方法，错误的是（   ）

    A.电源和吸引器电压是否相等　　　　B.吸引器各导管连接是否正确

    C.吸引器的吸力是否正常　　　　　　D.吸痰管号码是否合适

    E.安全瓶内是否加入消毒溶液

4.用电动吸引器吸痰，每次吸痰时间不超过（   ）

    A. 5秒　　　　　　　　　　　　　　B. 10秒

    C. 15秒　　　　　　　　　　　　　　B. 20秒

    E. 25秒

5.某肺心病患者因呼吸困难，行气管切开，护士为其吸痰时，正确的操作是（　　）

　　A.动作快并上下提拉，左右旋转

　　B.动作宜慢并上下提拉，左右旋转

　　C.动作轻柔并向上提拉，左右旋转

　　D.动作轻柔，由上而下，边插入边抽吸

　　E.动作迅速，由浅到深，以保证充分吸痰

【操作视频】

吸痰法

【考核标准】

吸痰法

项目		考核内容	分值	得分	备注
素质要求（5分）		衣帽整洁，举止得体，态度和善	5		
核对与评估（10分）	核对解释	核对患者床号、姓名，正确无误	2		
		解释目的、方法及配合要点	1		
	评估	评估患者的病情、年龄、意识、心率、血压等	2		
		患者有无自行排痰能力，是否有人工气道	2		
		患者的呼吸状况、痰液性状及口鼻腔情况等	2		
		患者的心理状态、认知与理解合作程度	1		
操作前准备（5分）	护士准备	洗手、戴口罩，熟知该操作相关内容	1		
	用物准备	备齐用物，放置合理	2		
	环境准备	整洁、安静、安全，温湿度适宜，光线充足	1		
	患者准备	了解吸痰目的与方法，愿意配合	1		
操作过程（69分）	核对解释	携用物至患者床边，再次核对患者的床号、姓名	2		
		解释操作目的	1		
	吸痰前	（电动吸引器接通电源）打开开关，检查吸引器性能及连接情况	3		
		调节负压（成年人一般150～200mmHg）（40～50kPa）	3		
		给予患者高流量吸氧1～2分钟（口述）	3		
		检查无菌溶液并倒入冲洗罐	3		
		协助患者取去枕仰卧位，头偏向操作者，铺治疗巾于颌下	3		
		检查口腔、鼻腔，取下活动义齿	2		
		将无菌干燥瓶固定于床头	2		

续表

项目		考核内容	分值	得分	备注
操作过程 （69分）	吸痰	检查无菌吸痰管型号、包装与质量	2		
		戴无菌手套，取出无菌吸痰管	4		
		连接吸痰管与负压管，试吸无菌生理氯化钠溶液	4		
		1）经口腔吸痰：阻断负压，戴无菌手套的手持吸痰管前端，插入口咽部（10~15cm），先吸净口咽部分泌物，再吸气管内分泌物 2）经鼻腔吸痰：从一侧鼻腔插入吸痰管（22~25cm），方法同经口腔吸痰 3）经气管切开处吸痰：将吸痰管沿气管导管轻轻地送入（持笔式）（10~20cm），吸痰管遇阻力略上提后加负压吸引 4）经气管插管吸痰：插入长度超过气管插管的长度，再进2~3cm	6		
		打开负压，自上而下，左右旋转，向上提拉吸净分泌物，吸痰时间<15秒	4		
		吸痰过程中密切观察患者的反应、生命体征、SaO_2；吸出液的色、质、量；气道的通畅情况等	4		
		吸痰后给予患者高流量吸氧3~5分钟	4		
		将吸痰管置入另一冲洗罐冲洗吸引管	4		
		将吸痰管与连接管断开，连同手套弃于污染垃圾桶内	2		
		关闭吸引器，将连接管放置于无菌干燥瓶内	3		
		若鼻腔、口腔、气管切开处需同时吸痰时，先吸气管切开处、再口腔、最后吸鼻腔，每次需更换吸痰管（口述）	4		
	观察	患者反应如面色、呼吸、血氧饱和度是否改善	3		
		听诊患者呼吸音，检查黏膜有无损伤	3		
操作后处理 （4分）		清洁患者口鼻和面部	2		
		整理床单元，协助患者取安全舒适卧位，用物分类处理	1		
		洗手、脱口罩，记录吸痰时间，痰的性质与量、性状及患者呼吸情况	1		
综合评价 （7分）	操作质量	及时清除呼吸道痰液、气道通畅，缺氧症状得到改善	2		
		护士操作规范，动作轻柔，无呼吸道黏膜损伤	2		
		无菌观念强、严格查对	2		
	人文关怀	护患沟通有效，体现人文关怀	1		

知识窗

可调节深度吸痰导管

　　可调节深度吸痰导管是一种新型医疗设备，旨在提升吸痰操作的精准性与安全性。与传统固定长度吸痰导管不同，该导管设计具有调节功能，使护理人员能够根据患者的具体气道深度调整导管的长度。这种设计创新有效解决了传统导管长度固定导致的适应性问题，提高了对不同患者气道的适配性。导管的调节机制通常包括一个简便的旋钮或滑块，允许操作人员在导管插入前或操作过程中进行调整，确保导管的最优深度，从而降低了气道损伤、出血或不适感的风险。这种导管特别适用于需要频繁吸痰的患者，如重症监护病房中的患者、慢性阻塞性肺疾病（COPD）患者、呼吸衰竭患者以及长期卧床的患者。通过精确调整导管深度，可更有效地清除气道分泌物，保持气道通畅，减少机械刺激对气道的伤害，提高患者的舒适度。此外，设计的改进还包括更柔软的材料和更光滑的表面，以减少对气道的摩擦和刺激。总之，可调节深度吸痰导管的引入，标志着吸痰技术的进步，为临床护理提供了更安全、舒适和高效的解决方案，未来有望结合更多智能化功能，如实时深度监测和自动调节，以进一步优化患者护理体验。

反思日记

_____

_____

_____

_____

_____

_____

_____

（吴　倩　于靓靓）

情境七　综合实训项目

实训 28　门诊外伤患者护理综合实训

📋 实训目标

　　知识目标　通过本实训的学习，应能掌握无菌技术、皮内注射技术和肌内注射技术的操作步骤和注意事项；熟悉各项操作技术的操作目的；了解各项操作技术的最新进展与临床现状。

　　能力目标　能够结合情境案例对门诊外伤患者实施整体护理，正确规范地实施护理实训技能的评估、准备、操作要点、评价实施效果，并做好操作后观察和记录；能够与医生和其他护理相关人员进行有效沟通和协作。

　　素质目标　通过本实训的学习，树立严谨、慎独的规范意识；强化团队合作意识；感悟不怕苦累的劳动意识、精益求精的工匠精神。

【情境案例】

　　门诊患者赵先生，32岁，建筑工人。一小时前在建筑工地工作时不慎被钢筋划伤左侧小腿，步行到门诊外科就诊。既往史：无，否认肝炎、结核等传染病史，预防接种史不详，否认手术史外伤史、输血史、过敏史。

　　入院查体：T 36.5C，P 80次/分，R 20次/分，BP 120/80mmHg，患者神志清楚，对答正确，双侧瞳孔等大等圆，直径3mm，对光反射灵敏，颈部检查正常，心肺腹部检查无明显异常，肌张力正常，生理反射存在。

　　辅助检查：X线片检查无骨折。

　　入院诊断：左侧小腿软组织裂伤。

参考答案

【实训任务】

> **项目一**
>
> 　　医生拟为该患者清创包扎，护士配合医生处理时需要准备无菌换药碗、镊子、纱布、无菌溶液，并戴好无菌手套配合医生操作。

174

【任务分析】

本项目任务是为患者的受伤部位进行清创包扎做好用物准备，接触创面时为了预防受伤部位感染甚至全身感染，需要严格遵循无菌操作原则，注意确保无菌物品均在有效期内，保护无菌物品及无菌区域不被污染。

任务一：正确铺无菌换药盘。

任务二：正确倒取无菌溶液。

任务三：正确戴脱无菌手套。

任务四：清创结束后手套上有血迹应如何处理？

任务五：护士准备的清创用物没有用完，是否可以留给下一个患者使用？

项目二

为了预防破伤风感染，医生开出医嘱：①破伤风抗毒素皮试，st；②破伤风抗毒素1500U，IM，st。

【任务分析】

破伤风抗毒素是一种免疫血清，对人体是一种异体蛋白，具有抗原性，注射后也可出现过敏反应。因此，用药前须做过敏试验。曾用过破伤风抗毒素而超过7天者，如再次使用，须重做过敏试验；操作前应询问患者用药史、过敏史、家族史，用药过程中需加强观察。

任务一：破伤风抗毒素皮试液的标准量是多少？

任务二：配置破伤风抗毒素。

任务三：实施破伤风抗毒素皮试操作。

任务四：判断皮试结果。

项目三

皮试20分钟后，护士判断该患者破伤风抗毒素皮试结果为阴性，请为患者注射破伤风抗毒素。

【任务分析】

破伤风抗毒素皮试结果为阴性者，将其全量肌内注射；过敏试验为阳性者，采用脱敏注射法。本案例患者皮试结果为阴性，患者可以直接全量肌内注射。

任务一：正确选择肌内注射部位。

任务二：实施破伤风抗毒素肌内注射。

任务三：肌内注射药液后，患者自诉胸闷、憋气、喉中异物感，继之面色苍白，口唇发绀，大汗淋漓，呼之不应，测脉搏96次/分，血压82/42mmHg，患者发生了何种情况？

任务四：护士应如何配合抢救？

（周君珺　赵　跃）

实训29　急诊上消化道出血患者护理综合实训

实训目标

知识目标　通过本实训的学习，应能掌握预检分诊技术、生命体征测量技术、留置针静脉输液技术、静脉注射技术的操作步骤和注意事项；熟悉各项操作技术的操作目的；了解各项操作技术的最新进展与临床现状。

能力目标　能结合情境案例，快速形成抢救小组对急诊上消化道出血患者实施整体护理，正确规范地实施护理实训技能的评估、准备、实施与效果评价，并做好操作后的观察和记录；能正确执行口头医嘱；能够与医生和其他护理人员进行有效沟通和协作。

素质目标　通过本实训的学习，强化时间就是生命的急救意识；树立严谨、慎独的规范意识；强化团队合作意识；感悟不怕苦累的劳动意识、精益求精的工匠精神。

【情境案例】

急诊患者王先生，52岁，农民，患者乙型肝炎病史20年，肝硬化病史2年。最近1个月来，自觉容易疲劳、脸色差、小便颜色深黄，同时感觉腹胀，腰围变粗，有呼吸困难且足背、脚踝部位水肿非常明显。今晨突发呕血及黑便，量多，伴头晕、心悸，家属紧急送至急诊。

入院诊断：肝硬化（乙型肝炎相关）、上消化道出血、低蛋白血症。

【专科知识】

上消化道出血是指包括食管、胃、十二指肠、胰腺、胆道及胃空肠吻合术后的空肠病变引起的出血，上消化道大出血是指在数小时内失血量超过1000ml或循环血容量的20%。其临床表现主要为呕血和（或）黑便，常伴有急性周围循环衰竭，甚至引起失血性休克而危及患者生命，是临床上的常见急症。急性大量出血死亡率约为10%，老年人或有严重疾病患者的死亡率可达25%~30%。尽早识别出血征象，密切观察周围循环状况的变化，迅速有效的抢救治疗和科学合理的护理措施，是抢救患者生命的关键。应积极采取抢救措施，迅速补充血容量，纠正水电解质失衡，预防和治疗失血性休克，给予止血措施，同时积极进行病因诊断和治疗。

参考答案

【实训任务】

项目一

患者到达急诊室时，仍间断呕血，作为接诊护士，请做好紧急处理。

【任务分析】

急诊预检分诊护士主要负责就诊患者的预检分诊，根据患者的疾病轻重缓急及病种，按预检分诊分级的要求进行有序分诊，询问病史，测量患者生命体征，填写分诊记录和急诊病历，通知医生进行诊治。对于危重患者，直接进入急诊绿色通道。抢救室护士应积极主动配合医生抢救，做好抢救护理记录。协助急诊患者采血、输液、抢救等各项治疗工作。

任务一：作为接诊护士，应如何预检分诊？

任务二：在医生未到来之前，护士应做哪些工作？

任务三：医生到来后护士应如何配合医生抢救？

项目二

患者入抢救室后，医生尚未到达时，请为患者实施生命体征测量、建立静脉通路等救护措施。

【任务分析】

急危重症患者到达后，护士应立即呼叫医生，快速测量血压、脉搏、呼吸、体温、血氧饱和度等重要指标，对于大量呕血患者，尤其要重点监测血压值，评估有无失血性休克。在医生到达前，护士应根据患者病情作出初步判断，并立即实施必要的紧急处理，该患者大量失血，容易出现血管凹陷，不利于穿刺，且通过快速建立静脉通路并迅速补液，有助于改善血液循环。

任务一：为患者实施生命体征测量。

任务二：生命体征值为 T 36.0C，P 90 次/分，R 24 次/分，BP 86/46mmHg，正确判断生命体征数值。

任务三：为患者建立静脉通路（留置针静脉输液）。

任务四：患者应该安置什么体位？为什么？

任务五：该患者还有哪些护理要点？

项目三

医生到达后，下达医嘱"醋酸奥曲肽 50 μg 静脉推注"，请积极配合医生抢救，正确执行口头医嘱，密切观察患者病情变化。

【任务分析】

医生到达后，护士应立即汇报处理情况，正确执行口头医嘱，积极配合抢救，密切观察患者病情变化，及时为医生提供相关资料，及时、准确、清晰地做好抢救记录，正确查对抢救物品。

  任务一：应如何执行口头医嘱？

  任务二：如何迅速准确地为患者选择合适的静脉？

  任务三：执行医嘱：醋酸奥曲肽 50 µg 静脉推注。

  任务四：请根据该患者的目前情况，列出其主要的护理问题。

（周君珺 薛艳秋）

实训 30 心内科急性心肌梗死患者护理综合实训

实训目标

  知识目标 通过本实训的学习，应能掌握更换卧位技术、口腔护理技术、吸氧法、皮下注射技术的操作步骤和注意事项；熟悉各项操作技术的操作目的；了解各项操作技术的最新进展与临床现状。

  能力目标 能结合情境案例，快速形成抢救小组对急性心肌梗死患者实施整体护理，正确规范地实施护理实训技能的评估、准备、实施与效果评价，并做好操作后的观察和记录；能快速正确执行医嘱；能够与医生和其他护理相关人员进行有效沟通和协作。

  素质目标 通过本实训的学习，强化时间就是生命的急救意识；树立严谨、慎独的规范意识；强化团队合作意识；感悟不怕苦累的劳动意识、精益求精的工匠精神。

【情境案例】

  心内科患者赵先生，52岁，胸骨后压榨性痛，伴恶心、呕吐2小时。患者于2小时前搬重物时突然感到胸骨后疼痛，压榨性，有濒死感，休息与口含硝酸甘油均不能缓解，伴大汗、恶心，呕吐过两次，为胃内容物，休息后稍感减轻，伴有频繁咳嗽和咳白色泡沫痰，急诊收治心内科监护病房。患者既往有高血压病史，规律服药，无药物过敏史，吸烟20余年，每天1包。

入院查体：T 36.6℃，P 96次/分，R 20次/分，BP 120/60mmHg，患者神志清楚，呼之能应，急性痛苦病容，端坐位。

入院诊断：急性前壁心肌梗死，高血压。

【专科知识】

急性心肌梗死是指急性心肌缺血性坏死，大多是在冠状动脉病变的基础上，发生冠状动脉血供急剧减少或中断，使相应心肌严重而持久的急性缺血导致心肌细胞死亡。临床表现有持久的胸骨后剧烈疼痛、发热、白细胞计数和血清心肌坏死标志物增高以及心电图动态性改变，可发生心律失常、休克或心力衰竭。ST段抬高型心肌梗死的治疗要点是及早发现和住院，并加强院前处理。治疗原则是尽快恢复心肌的血液灌注（到达医院后30分钟内开始溶栓或90分钟内开始介入治疗）以挽救濒死的心肌、防止梗死扩大，保护和维持心脏功能，及时处理严重心律失常、心力衰竭和各种并发症，防止猝死。

参考答案

【实训任务】

> **项目一**
>
> 患者呼吸费力，呈端坐位，不能从事任何活动，该患者目前存在心力衰竭，心功能Ⅳ级。请协助患者完成口腔护理、更换卧位等基本生活需求。

【任务分析】

患者心功能为Ⅳ级，发病后1~3天内应绝对卧床休息，保持环境安静，限制探视，日常生活如洗漱、进食、排便、翻身等由护理人员协助完成，减轻心脏负荷，缓解疼痛，促进心功能的恢复。饮食方面：呕吐期间暂时禁食，起病后4~12小时内以流质饮食为主，随病情好转逐渐改为半流质、软食及普食。饮食应低脂、少量多餐。

任务一：该患者为何采取端坐位？

任务二：患者端坐位时，如何增进患者舒适？

任务三：患者想解大便，但在床上难以排出，提出要下床排便，是否可以？

任务四：作为责任护士，该如何处理？

任务五：协助患者进行口腔护理。

项目二

　　患者目前持续心电监护，监测血压、脉搏、呼吸等，但神情紧张、充满担忧，请为患者吸氧，并予以适当的心理护理。

【任务分析】

应重点进行病情观察，提供持续心电、血压、呼吸监测3~5天，若发现频发期前收缩或多源期前收缩或严重房室传导阻滞时，应警惕心室颤动或心脏骤停可能发生，必须立即通知医生，并准备好抢救药品、物品及除颤仪。

任务一：该患者为什么要吸氧？

任务二：患者的紧张情绪是否会影响病情？护士该如何处理？

任务三：为患者吸氧。

任务四：应如何选择氧流量？

项目三

　　患者主诉疼痛剧烈，难以忍受，医嘱：吗啡5mg H st，请正确执行医嘱，持续严密的病情观察。

【任务分析】

心力衰竭多发生在心肌梗死的最初几天。护士应严密观察患者的神志、呼吸、心率、出入量、末梢循环情况，一旦出现呼吸急促、心率增快、烦躁、发绀、咳嗽、咳粉红色泡沫痰等急性左心衰竭症状时，应立即报告医生采取急救措施。指导患者避免情绪激动、饱餐、用力排便等可加重心脏负担的因素。

任务一：注射吗啡的作用与副作用是什么？

任务二：执行医嘱。

任务三：用药后有哪些观察要点？

任务四：根据该患者的目前情况，列出其主要的护理问题。

（周君珺　吕忠美）

实训31　内分泌科糖尿足病患者护理综合实训

📋 实训目标

知识目标　通过本实训的学习，应能掌握物理降温技术、皮下注射技术、轮椅运送技术的操作步骤、观察要点和注意事项；熟悉各项操作技术的基本定义和操作目的；了解各项操作技术的最新进展与临床现状。

能力目标　能够结合情境案例对内分泌科患者实施整体护理，正确规范地实施护理实训技能的评估、准备、操作要点、评价实施效果，并做好操作后观察和记录。

素质目标　通过本实训的学习，树立严谨、慎独的规范意识；强化团队合作意识；感悟不怕苦累的劳动意识、精益求精的工匠精神。

【情境案例】

内分泌科患者王阿姨，62岁，农民。患者自诉5年前无明显诱因出现多尿、多饮、体重减轻就诊于当地社区医院，查空腹血糖9.2mmol/L，餐后2小时血糖17.1mmol/L，予以"拜糖平"控制血糖治疗。治疗期间未按医嘱认真控制饮食，不规律服用"拜糖平"，未动态监测血糖；近1个月双足逐渐出现麻木疼痛伴进行性视物模糊。6天前，右足趾不慎被竹片划伤后出现右足趾破溃流血，未特殊处理。伤口面积逐渐扩大，局部发肿、发热、流液，疼痛加重，间断有畏寒、发热。为求进一步治疗入院。否认高血压、冠心病等病史。

入院查体：T38.6℃，P94次/分，R22次/分，BP130/70mmHg。

辅助检查：血糖11.7mmol/L，血酮体测定1.6mmol/L，尿糖(++)。

入院诊断：糖尿病并发糖尿病足。

【专科知识】

糖尿病足指糖尿病患者足部由于神经病变使下肢保护功能减退，大血管和微血管病变使动脉灌注不足致微循环障碍而发生溃疡和坏疽的疾病状态，是糖尿病最严重和治疗费用最高的慢性并发症之一。由于糖尿病影响免疫功能，机体抵抗力降低，糖尿病足难以治愈，严重时需截肢，亦是糖尿病患者致残的主要原因之一。常见诱因如搔抓、碰撞、修脚、鞋不合适的摩擦、水疱破裂、烫伤等均可使足部皮肤溃破。轻者主要表现为足部畸形、皮肤干燥和发凉、酸麻、疼痛等；重者可出现足部溃疡和坏疽。

【实训任务】

参考答案

项目一

入院后患者仍然反复高热，体温最高达39.6℃。作为责任护士，该如何用乙醇（温水）拭浴法为该患者降低体温？

【任务分析】

乙醇（温水）拭浴法全身用冷法，适用于体温在39.5℃以上的高热患者降温。温水无刺激无过敏，患者感觉舒适，尤其对新生儿、婴幼儿的降温更适宜。乙醇是一种挥发性的液体，擦浴时在皮肤上迅速蒸发，吸收和带走机体大量的热，并刺激皮肤血管扩张，因此散热效果较强。但是对血液病患者及新生儿禁忌使用。擦浴的乙醇浓度为25%~30%，温度为30℃，操作步骤及注意事项同温水擦浴。

任务一：为该患者全身物理降温应该选择乙醇擦浴还是温水擦浴？为什么？

任务二：实施擦浴时，穿脱衣物的顺序是什么？

任务三：为增加散热效果，哪些部位应适当延长擦拭时间？哪些部位应禁止擦拭？

任务四：擦拭过程中，热水袋和冰袋的作用是什么？应如何放置？

任务五：为患者实施乙醇（温水）拭浴法。

项目二
　　医生开具医嘱：下肢动脉超声检查，st。请运送患者前往超声科检查。

【任务分析】

　　下肢动脉彩色多普勒超声是一种无创、便捷的检查方法，对于糖尿病患者尤为重要。它能早期发现血管病变，指导治疗方案，监测病情进展，有助于预防和管理糖尿病足及其他下肢血管并发症。护士运送患者过程中，要确保患者安全，增进舒适、注意保暖。

　　任务一：作为责任护士，该选择何种运送法协助患者前往超声科？

　　任务二：途中遇过门槛及下坡时，该如何操作？

　　任务三：用轮椅运送患者。

项目三

治疗期间，患者以卧床为主，活动较少，且合并感染，发热出汗为促进预后预防下肢深静脉血栓，医生开具医嘱：注射用低分子肝素4000IU皮下注射qd，请做好用药目的的患者沟通并实施皮下注射。

【任务分析】

患者在治疗期间以卧床为主，活动量减少，可能增加下肢深静脉血栓形成的风险。医生开具了低分子肝素的皮下注射医嘱，以减少血栓形成的风险。与普通肝素相比，低分子肝素的吸收速度更慢、更稳定，生物利用度更高，是能皮下注射、高效且安全的抗凝剂。但皮下注射时，低分子量肝素可在注射部位聚集，引起瘀斑、硬结、血肿、严重出血等并发症，其发生率依次为53.6%、33.8%、23.0%、1.8%，会显著降低患者的用药依从性，影响抗凝治疗效果。完成本任务需要与患者充分沟通，解释用药目的及注意事项。实施过程中要注意操作步骤规范，预防并发症的发生。

任务一：操作前，向患者解释本次用药的目的及注意事项。

任务二：如何进行注射部位的选择？

任务三：低分子肝素皮下注射的注射手法与普通药物皮下注射有何不同？

任务四：注射后有何注意事项？

任务五：为患者实施低分子肝素皮下注射。

（周君珺　许梦培）

实训 32　神经外科脑外伤患者护理综合实训

实训目标

知识目标　通过本实训的学习，应能掌握鼻饲法、雾化吸入法、吸痰法的操作步骤、观察要点和注意事项；熟悉各项操作技术的基本定义和操作目的；了解各项操作技术的最新进展与临床现状。

能力目标　能够结合情境案例对神经外科脑外伤患者实施整体护理，正确规范地实施护理实训技能的评估、准备、操作要点、评价实施效果，并做好操作后观察和记录。

素质目标　通过本实训的学习，树立严谨、慎独的规范意识；强化团队合作意识；感悟不怕苦累的劳动意识、精益求精的工匠精神。

【情境案例】

神经外科李先生，36岁，因车祸导致头部受伤意识不清入院，入院时患者处于深度昏迷状态（格拉斯哥昏迷评分GCS为5分），对外界刺激无反应。瞳孔不等大，右侧瞳孔散大，对光反应迟钝。头部CT显示双侧额叶及颞叶存在大面积脑挫裂伤，伴有脑水肿和局部脑组织出血，行紧急开颅手术，清除血肿，减轻颅内压，并修复颅骨骨折，术后收入神经外科病房，密切监测颅内压、给予经口气管插管维持患者呼吸道通畅。

入院诊断：脑挫裂伤。

护理要点：遵医嘱予以心电监护，给予一级护理、低盐低脂饮食，防跌倒、压疮；积极完善相关检查，给予抗感染治疗，给予甘露醇降低颅内压、脑保护、营养神经、降糖、降压、补液等治疗。

【专科知识】

脑挫裂伤是一种较为严重的原发性器质性脑损伤，多为头部在运动中受到撞击所造成的对冲性损伤，也可为受力处的直接脑组织损伤，包括脑挫伤与脑裂伤。此类疾病在发病初期具有较高的隐蔽性，但其病程进展迅速，临床症状危重、病理改变和发病机制复杂，常伴有其他严重并发症，如不及时进行诊断和救治，常导致较高的致残率和死亡率。

【实训任务】

> **项目一**
> 患者术后昏迷状态，不能自主进食，为维持必需的营养，医嘱给予持续鼻饲饮食。

参考答案

【任务分析】

鼻饲法是将导管经腔插入胃内，从鼻管内灌注流质食物、水分和药物的方法。对下列不能自行经口进食患者以鼻胃管供给食物和药物，以维持患者营养和治疗的需要。完成本任务时需要详细评估患者病情，按照正确的操作手法，提高插管的成功率。该患者处于昏迷状态，应将鼻饲的目的、方法与患者家属进行充分沟通，插管时应注意昏迷患者的插管要点。

任务一：为提高置管成功率，插管时应采用什么手法？为什么？

任务二：插管过程中，应重点观察哪些问题？

任务三：如何验证胃管在胃内？

任务四：喂饲食物有哪些注意事项？

任务五：为患者插鼻饲管。

> **项目二**
> 术后3天，听诊两肺均有痰鸣音，患者咳嗽无力。医嘱：吸入用布地奈德混悬液1mg（规格2ml：1mg）+吸入用乙酰半胱氨酸溶液0.3g（规格3ml：0.3g）雾化吸入bid；吸痰prn。

【任务分析】

吸入药治疗是用雾化装置将药液形成细小的雾滴，通过鼻或口吸入呼吸道达到预防和治疗疾病的作用。吸入的药物除了对呼吸道产生局部作用外，还可通过肺组织吸收而产生全身疗效。完成本任务时应注意严格遵守查对制度，确保正确给药。

任务一：该患者应该安置什么体位？

任务二：本次雾化吸入药物的作用是什么？

任务三：为患者实施雾化吸入。

项目三

患者机械通气过程中，呼吸道阻力增大，血氧饱和度（SaO_2）下降至88%，听诊发现患者双肺可闻及痰鸣音，气道分泌物较多，根据医嘱吸痰。

【任务分析】

吸痰法指经口、鼻腔、人工气道将呼吸道的分泌物吸出，以保持呼吸道通畅，预防吸入性肺炎、肺不张、窒息等并发症的一种方法。临床上主要用于年老体弱、危重、昏迷、麻醉未清醒前等各种原因引起的不能有效咳嗽、排痰者。本任务中患者术后自主呼吸差，需依赖机械通气辅助呼吸。由于长时间气管插管及机械通气，气道内分泌物增多，若不及时清除可引起气道阻塞和感染。

在脑外伤患者的急救和术后管理过程中，气管插管后进行吸痰是重要的护理措施之一。由于气管插管会抑制正常的咳嗽反射，导致气道分泌物无法排出，因此需要定期进行吸痰，以保持气道通畅，预防肺不张和感染等并发症。吸痰操作需严格遵守无菌原则，避免引起二次感染。同时，吸痰的频率应根据患者的病情、痰液量和呼吸道状况来判断，过度吸痰可能会对气道造成损伤。

任务一：吸痰前有哪些注意事项？

任务二：为何在吸痰前要给予患者高浓度吸氧 10L/min 喉罩吸氧？

任务二：吸痰时采用什么手法？

任务三：患者痰液黏稠不易吸出，应如何处理？

任务四：实施吸痰操作。

任务五：吸痰后有哪些观察要点？

（周君珺　李红叶）

参考文献

［1］李小寒，尚少梅.基础护理学［M］.6版.北京：人民卫生出版社，2017.

［2］洪震，朱春梅.基础护理［M］.2版.北京：人民卫生出版社，2020.

［3］洪震，臧谋红.基础护理学实训指导［M］.3版.南京：江苏凤凰科学技术出版社，
2018.

［4］李小寒，尚少梅.基础护理学［M］.7版.北京：人民卫生出版社，2022.

［5］李斌，老年照护［M］.北京：中国人口出版社，2022.

［6］夏立平，曾芍.护理综合实训［M］.北京：中国人口出版社，2019.

［7］蔡萍.黄体酮药物：Z型肌内注射法的临床效果分析［J］.中外医学研究，2021，19（26）：
152-155.

［8］颜兵倩，张延红，刘延敏，等. 卒中后吸入性肺炎预防与管理的证据总结［J］.中国
护理管理，2023，23（1）：93-99.

［9］王晓明，韩晓彤，秦小雨.对接受气管插管机械通气的患者进行常规口腔护理与改良口
腔护理的效果对比［J］.当代医药论丛，2020，18（4）：241-242.